呼吸的力量

LA SCIENZA DEL RESPIRO

［意］**米凯·马里奇** 著
MIKE MARIC

谭澄澄 译

中国友谊出版公司

来自实践者的心声

呼吸，一个全新的领域。想不到它与我的每项运动都如此密切相连。米凯·马里奇就如一杯成功的鸡尾酒，由热情、坦率和深厚知识调制而成。

——萨拉·卡丁（Sara Cardin），2014 年不来梅空手道比赛世界冠军和
2016 年蒙彼利埃空手道比赛欧洲冠军

米凯·马里奇是一位朋友，是一个体现了生活真正价值的特别之人，不过，首先他是一位呼吸大师！

——伊戈尔·卡西纳（Igor Cassina），意大利著名体操运动员

人们从未深入思考过呼吸。是米凯教会了我如何在身处高压的情况下，对身体和头脑进行稳定的控制。呼吸技巧是运动员必须掌握的技术之一，在赛前更是至关重要。

——斯特凡诺·菲吉尼（Stefano Figini），多项蹼泳世界冠军

呼吸是最自然且最深沉的行为，它将你从精神、情绪及身体的枷锁中释放出来。感谢米凯，让我了解呼吸真正意味着什么，而我也因此重新

1

发现了自己。

——亚历克斯·焦尔杰蒂（Alex Giorgetti），2011 年上海水球赛世界冠军
及 2012 年伦敦奥运会水球赛银牌获得者

多年来，我从自己的心跳频率感受到了呼吸的不同节奏。我记得以前在上台比赛前我会进行 3 次强有力的呼吸，这是帮助我缓解部分压力的一种仪式。在击剑护面之下，我度过了大部分的光阴，而那些呼吸就成了我的自然习惯。

感谢米凯的支持与建议，我有了应对某种恐惧的勇气——呼吸使我成功地克服了它！

——玛格丽塔·格拉巴西（Margherita Granbassi），2004 年团体击剑
世界冠军，2008 年奥运会铜牌获得者

米凯的呼吸建议使我的运动在某些方面得到了改善！

——菲利波·马尼尼（Filippo Magnini），2005 年和 2007 年的
游泳世界冠军

米凯用他的热情及强力支持，传授给我呼吸技巧，使我在赛场上如虎添翼。可以说是两个人同样纯粹的目标碰撞出了巨大的能量。

——瓦伦蒂娜·马尔凯伊（Valentina Marchei），5 次获得意大利单人
花样滑冰冠军，1 次双人花样滑冰冠军

我在健身房认识了米凯，那时看到别人训练呼吸，我很吃惊，我以为这无论如何也不会发生在我的身上。米凯为我打开了一个新世界的大门，而我从中看到了生活与运动中各方面的改善。感谢米凯教会了我如

何掌控自己的人生！

> ——马尔科·梅兰德里（Marco Melandri），2002 年摩托车比赛 250cc 组世界冠军，以及 2005 年 MotoGP 的世界亚军

我们所有人都在呼吸，但极少有人懂得好好呼吸。米凯便是其中之一！

> ——卡洛·莫尔费塔（Carlo Molfetta），2012 年伦敦奥运会跆拳道金牌获得者

米凯在看似最简单的事情上投入颇多，他把呼吸从一门科学转变为对所有人都有益的、切实可行的概念。

> ——费代里科·莫拉基（Federico Morlacchi），2016 年里约残奥会金牌获得者，IPC（国际残疾人奥委会）多项游泳世界冠军和欧洲冠军

与米凯的相遇，让我懂得了在呼吸表象活动的背后，还存在着一个有待探索的真正世界，那个世界里充满了健康和幸福。

> ——贾科莫·尼佐洛（Giacomo Nizzolo），2016 年意大利自行车冠军

一头闪亮、整齐后梳的卷发，配上书呆子式的眼镜，猫王式的服装……1997 年我遇到米凯的那一天，他就是以这个样子出现的！自那时起，我们曾多次一起跳入大海中进行潜水训练！使我感到惊讶的是，他在面对新事物时的那份热忱，以及他在新体验中的那种深钻精神，同时他又一直与他作为潜水运动员的过往保持着联系……

> ——翁贝托·佩利扎里（Umberto Pelizzari），多项自由潜水比赛世界纪录保持者

米凯用他的专业性，尤其是他投入工作中的巨大热忱打动了我，这些都是获得重要成就的基本品质。

——费代丽卡·佩莱格里尼（Federica Pellegrini），意大利游泳名将，

400 米自由泳世界纪录创造者

在 25 年的职业生涯之后，我原以为自己已经了解有关身体效能和个人极限的所有内容。而与米凯一起待上 5 分钟就足以为我打开新的视野，并且使我明白，直到今天，我从未认真呼吸过！

——保罗·皮佐（Paolo Pizzo），2016 年里约奥运会击剑团体赛亚军，

2011 年和 2017 年的世界冠军，2014 年和 2016 年的欧洲亚军，

5 次获得意大利冠军

历经最近的吉尼斯世界纪录挑战，我明白了，呼吸掌控着我们生活中的一切，多谢我的教练及朋友——米凯，他使我能够自主掌控呼吸。

——阿勒·塔托欧（Alle Tattoo），文身艺术家（创下多项世界纪录）

呼吸似乎是一个再普通不过的行为，但是这些年我明白了，它恰恰是许多事情所依赖的根基。比如内心平衡、精神集中、身心和谐！感谢米凯，他教导我们以有趣的方式呼吸，并让我们准备好去迎接新的挑战！

——朱塞平娜·韦尔萨切（Giusy Versace），残奥会运动员和电视主持人

前　言

　　5 次、10 次、20 次，我们的呼吸频率是多少？或者说我们每分钟呼吸了多少次？答案是 12~16 次。那么，一天内我们的呼吸次数就超过了 2 万次。

　　我们什么时候锻炼身体？我们的呼吸如何变化？大家是否曾认真思考过呼吸？

　　即使平日并不关注呼吸也不要紧，我向大家保证，读了这本书之后，你们不仅会爱上呼吸，还会爱上我的朋友米凯·马里奇。

　　这个拥有着超凡魅力，既可爱又腼腆，热爱自己的工作与家庭的生物学专业背景的大男孩儿，是谁介绍给我认识的呢？不难猜，是了不起的菲利波·马尼尼和费代丽卡·佩莱格里尼。他们是我们共同的朋友。的确，无论谁去拜访米凯，都会清楚地知道，他希望为自己的生活增添一个个"+"号；他别无所求，只愿更好地活着，尊重身体的每一个器官，每一个细胞。

　　呼吸，与饮食一道，代表了对生命的滋养。

　　我们过分低估了呼吸的价值，并且很少有人（包括我在内），会花时间安静地倾听自身呼吸的旋律。

米凯会亲自激发大家的求知欲，分享一些技巧，带大家一窥解剖学的知识，见识一些真正美丽又珍贵的东西，借此来理解所谓的"我呼吸，故我在"这一理念。而米凯奇妙的亲身经历及科学知识会为这个理解过程增添趣味，因为米凯首先是一个科学家。

其实，米凯不仅仅是科学家，还是运动员，以及海豚人，也叫作"单鳍人"。

我与米凯有许多共通之处，有些是偶然间发现的，有些则更像是命中注定的"物以类聚"：我们都喜爱海豚——我的左臂上有一个作为我18岁生日礼物的海豚文身；彼此住得很近——但我们之前对此毫不知情；重视家庭——父母便是一切；尊敬大师——我敬仰韦罗内西（Veronesi）教授，他则敬仰了不起的恩佐·马约尔卡（Enzo Maiorca）；忠于工作——如需完成一项计划，我们都会不分昼夜地工作；还有，我们都将烹饪视为预防性武器，正如呼吸一样。

再说些什么呢？祝大家阅读愉快。我相信，如果大家一口气就读完了这本书（是真正意义上的一口气），一定会深受感动、受益良多，也会喜笑颜开。当然，它首先会让我们好好爱自己。

米凯，你很棒，这是你的第5本著作，并且即将可见于所有书店。我为你感到自豪，但也不止于此。

——马尔科·比安奇（Marco Bianchi），意大利著名健康
美食专家和电视名人

目　录

1

我呼吸，故我在

若你主宰着呼吸，

你便主宰着身躯、大脑和生命。

屏息便是我的呼吸。对我而言，能够屏住呼吸超过 6 分钟，成为一名屏息高手，就意味着我可以畅游在水中，如同水生哺乳动物一般，简单得彻底又原始。

大家不妨思考一下：生命最初的 9 个月，我们正是在母亲子宫的羊水里憋着气度过的。而我们也沉浸其中，无忧无虑，待发育成熟便随时准备离开那个地方，去与外界的真实相拥，将自己从"小海豚"蜕变为智人。尽管我们无从记起生命中的第一次呼吸，但我相信，生命的第一次呼吸与每次憋气后的第一次呼吸极为相似。屏住呼吸时，我能体验到一种极为强烈的情感，它能使人回想起那些遥远的记忆。

然而，为了能够沉浸在自我当中，我不得不去学习呼吸，去完成这项看似简单、自然且发自本能的活动，而呼吸也就逐渐成为我生命的核心，它在我从体育运动中获胜的那刻起就开始变得复杂。因为，这份起初的热情——通过屏住呼吸而活在自我之海中，日渐成了对自身的挑战、对自我极限的探索。

我仍然记得年幼时，在我深爱的伊斯特拉的罗维尼海边，我的父亲教会我戴上潜水面罩去欣赏水里五颜六色的贝壳、小鱼还有石头。而我的母亲向来与水的关系不算融洽，便待在一旁看着我们玩耍。那种感觉真是令人难以置信：我仿佛化身海神，在挑战那辽阔的蓝色水域的神秘。而事实上，那些年所拍摄的照片足以证明，幼时畅游的辽阔水域不过只有几十厘米深罢了。但对于那时的我来说，它确实很深。搞明白怎么戴上父亲的潜水面罩之后，我就常常待在水里玩好几个小时，追赶着色彩斑斓的鱼儿，想要跟它们说说话。

到了青春期，我会与父亲乘船出海，我以抓几条鱼回来做汤为乐，为谋得晚餐而感到得意。事实上，我从来都不是一个真正的捕鱼人，我常常忘了自己应该做的，只顾着看鱼，专心致志地观察珊瑚绚烂的色彩，倾听那些独特的、只有沉浸在海洋的寂静中才能听得到的声音。已是夕阳西下，父亲不断地问我："你不冷吗？我们走吧，快点，已经很晚了，你妈妈还在等我们，她会担心的……"

距离在船上的日子已过去多年，而我的生活中也发生了许多事情。我获得了医学博士学位，专攻法医学；达成了成为运动员的目标；培养了自己的爱好，将对水的热爱与对科学的向往结合了起来。

此外，我在学习、工作与练习自由潜水的同时，越来越意识到我们的呼吸是多么重要。10年前，有关呼吸这一题材的出版物仍寥寥无几，但近年来科学界对此题材的兴趣已越发浓厚。之前，如果说呼吸是中国和印度文化以及源自东方医学的特定内容，那么今时今日，就连西方科学界也愈加关注呼吸的作用及其运用，想以此来提高体育运动的成绩。而横膈膜对运动员及普通人的健康与舒适产生影响的方式，则成为研究的主题。

呼吸是生物最自然、最无意识、最发自本能的动作，因此我们常常会忽略它的重要性。有时我为了好玩就去问别人："你，是怎么呼吸的呢？"他们要么一脸迷惑地看着我，要么会回答说他们知道腹式呼吸很重要，然而接着又说他们做不到。呼吸是人类生存必需的第一生理动作，但它同时又是最被低估的动作。学会正确地呼吸意味着，我们朝改善身体素质，获得身心健康，管理疲乏、压力与情绪迈出了重要的一步。在一些极端状况下，如遭受惊吓、感到极大的愉悦或经受恐惧，以及陷入忧虑时，我们更能够体会到呼吸的重要性，因为这时我们会"喘不过气来"。正确地呼吸每时每刻都很重要，尤其是在一个快节奏的世界里，生活、工作、人际关系、新闻事件等一切都如闪电般转瞬即逝。了解自己的呼吸并正确地运用它，是重新找到自我和进入良好的平衡状态的重要一环。

这本书囊括了我至今学到的与呼吸有关的一切。我无法提出什么神奇的治疗手段，也无法施展魔法，但这是我作为运动员的经验、所学专业、最前沿的科研成果的结合。在大学工作使我有机会去探索不同的研究领域，并且可以与其他的职业运动员合作，向他们提出一些时至今日仍然无解的问题。我会将这些问题与我作为教练的经验和教学活动进行比较研究。

不过，除了这些内容，在接下来的篇章中还会讲述许多我个人的故事。

我想先从我的故事讲起。

2

我的潜水，我的呼吸

"世界上有那么多的运动项目，你为什么偏偏选择练习自由潜水呢？"

这句话我从我母亲那儿听到过好几百遍了，不过，或许她对此也有责任。一切都源于我5岁的时候，父母帮我报的那个游泳班。教练看出了我身上的潜力，我只在儿童泳池里待了一天，他就马上让我去了大泳池，一周之后便让我进了赛前特训班。

那些年给我留下了一些美好的回忆。我上午上学，下午则去训练。我十分喜欢泳池，尤其是当我穿上脚蹼，然后憋着气像一只小海豚一样飞快地游上一段距离时，我都会玩得不亦乐乎……似乎自己置身于海洋，让我回想起那些与父亲共度的夏日时光，即使泳池里没有鱼。屏息而后消失在水底，也变成了躲避教练的游戏（那时的我真是异想天开！），我也会与队员们比赛看看谁游得快。

然而，到了某个时间点，协调好学业与游泳的关系变得并不容易。因为，作为一个被格外看好的游泳选手，我必须要越来越努力：每天训练两次、不时参加比赛。同时也是"寄宿生"。我的学习状况并不好，这使我倍感焦虑。我感觉自己像《阿甘正传》（*Forrest Gump*）里的主角。我的父母都上过大学，比我大 4 岁的哥哥也是十分优秀的学生，我怎么能成为家里唯一的差等生呢？于是在初中结束，进入理科高中学习之前，我与父母商议，决定放弃竞技游泳的训练。

就这样，我远离了充满"氯"的世界，这多多少少让我有些伤心，但我决定要去做一些不一样的事情，于是我开始打乒乓球，这也是家人都十分喜爱的运动。我打得不赖，并且越来越喜欢它了。通常下午我会先做完作业，之后就跑到训练室，和同伴们一起在那儿进行高强度的训练。我获得了伦巴第大区乒乓球锦标赛的第 3 名，然而我再次面临学业与运动之间的抉择：当时已是高中最后一年，我必须好好准备毕业考试。我很清楚毕业成绩在帕维亚大学医学院的入学考试中具有决定性的作用。

如今我可以坦言，那些年我放弃的以及所经历的困难，都从我后来的职业生涯成就中得到了回报，可 20 年前的我还无法预知。高考后的夏天，我仍旧是在学习中度过的。我待在罗维尼的海边，然而我不再出门玩乐，而是选择花时间复习化学、生物、数学和物理，以准备入学考试。与此同时，我的父母不断地告诉我："现在的牺牲是为了将来有所收获。"他们言之有理，我也清楚我有能力做到。旁人无法想象，当我发现自己拿到入学考试第 1 名时，有多么欣喜！

大学生活让我摆脱了过去的束缚，教会我尊重自己的本性，老师们也会根据我的表现来对我进行评价。最终，我爱上了学习，因为我愿意去学，我的决心十分坚定。那些年的经历拉开了我学术生涯的序幕，而这条学术之路现在仍在继续。

我就此远离运动了吗？并没有。虽然学业压身，但我很渴望亲近水，于是我重新开始游泳。我从前在泳池里度过的日子数不胜数，但已多年不曾踏足于此。时隔很久再回到游泳场地，见到了我以前的教练、救生员还有几个老朋友，我激动不已！我似乎回到了旧时，重新找回了游泳的快乐，以及屏息待在水底的喜悦。直到 1997 年 3 月的一天，刚从墨西哥旅行回来的父母告诉我，他们认识了一位著名运动员，创造了屏息深潜纪录的自由潜水家：翁贝托·佩利扎里。

翁贝托是我的偶像，一直以来我都在关注他的事业。就像所有的大海爱好者一样，我知道现代潜水之父恩佐·马约尔卡和雅克·马约尔（Jacques Mayol），那么自然知道翁贝托·佩利扎里。之后不到一个月我便遇见了他，就此开始了一段美好的友谊，翁贝托是继我父亲之后，第二个让我接触潜水的人。同年我大学毕业，得益于我所在科室的主任的信任（他总是对我说："做你想做的，只要患者不会因此受到影响就好。"）及父亲的支持，我便启程去追求新生活。我成了翁贝托团队中的一员，去发现新的大海、新的冒险及新的挑战，这既让我觉得欢欣鼓舞，也让我决心全力以赴。我开始呼吸自由的味道，品尝旅行的滋味，探索我内心深处的、我们每个人心中都渴望拥有的宇宙，检验自己的能力。因为作为一项体育运动，潜水教会我们与自己建立良好的关系，而这一切都以呼吸为基础。如果懂得正确地呼吸，便能更好地管理情绪，当然还能提升运动表现。

就这样，在那条与大学生活并行的体育道路上，我找到了认识自我的更好方式。我像个疯子一样四处奔走，但我乐在其中。那些岁月精彩绝伦，无法重现。那些年里，我开始面临个人挑战，因为正如《星球大战》里的尤达大师把激光剑传给了卢克·天行者那样，我的潜水导师将潜水面罩传给了我。于是，我决定去尝试挑战那辽阔的蓝色水域。我开始投入潜水比赛，这样做也是为了让母亲开心。

事实上，除了赛场上的对手，我还有一个人生对手：我的母亲。如今我已能完全理解她，她之所以反对我练习潜水，既源于她对大海的排斥，也是因为在她看来，打乒乓球或者选择其他运动会更好。但我想要提升自我，越来越渴望屏住呼吸，参加比赛就是对自我的一种挑战。比赛成了我那段时期的生活中不可分割的一部分，我竭尽全力学习单蹼潜水课程与大学课程，一口气也没有松过。幸运的是，我的朋友与同事们陪伴在我身旁，他们与我共同分享这份热情，所以训练时我从未感到孤单。

一开始我没有获得什么成绩，这让我再次体验到了阿甘的感受。但自某一时刻起，心无旁骛、坚持不懈、精益求精，这些我身上鲜明的特质使我的运动表现开始进步。呼吸训练及每日不间断的潜水训练大有益处，这不仅仅体现在运动成绩上，我与他人的关系也因此受益匪浅。这是一股内在平衡的重要力量。拥有了这种专注力之后，我发现达成目标变得容易很多。在面对硕士考试、博士考试或是接下来的所有磨炼时，我都倾尽全力且很专注，我的呼吸也使我的心态从容而沉稳。屏息帮助了我，使我有所成长，而这不仅仅体现在我作为运动员的生活中。

科学与运动之间

2003 年，我即将在米兰大学法医学系取得法医人类学鉴定硕士学位。我的导师是名声显赫又魅力无限的法医人类学家克里斯蒂娜·卡塔内奥（Cristina Cattaneo）教授，而建议我去攻读硕士学位

的则是帕维亚大学的教授保罗·达内西（Paolo Danesino）。我称他为
"那位教授"，因为我非常尊敬他的品行及才智。尽管我们之间存在着
年龄与身份的差异，但不管我在何种境遇下，他自始至终都伴随在我
的左右。他于我而言是一个亲人般的朋友，他总是对我在工作及运动
上面临的抉择给出宝贵的建议，将我视为家人，而我也一直信任并尊
敬他。

　　达内西教授知悉我对法医学领域的热情之后，他建议我去米兰进
修，我照做了。这是非常具有挑战性的两年，为了获得硕士学位，我
每周都忙于轮值、不断的尸检，还要完成很多紧急任务，付出了巨大
的努力后终于获得了成果。那段日子真是无比紧张，充满了压力。尽
管如此，我还是能够抽出时间来进行训练，但不局限在泳池里，比如
进行尸检时，我会运用呼吸的技巧来调节感官，训练自己屏住呼吸以
免闻到尸体的气味。我专攻法医人类学鉴定，即通过对头骨的分析
来辨别尸体的身份。不难想象，对着一副了无生气的躯体工作并非
易事，但随着时间的流逝，这种自我控制也变得十分有趣且具有训练
性，因为它能训练我去战胜自身的恐惧。谁敢盯着一具尸体看呢？谁
敢对着尸体工作呢？恐惧是生命中不可避免的众多情绪之一，但我深
知，只有克服它才能走向成熟。与尸体一同工作时，我也会遇上一些
非常具有刺激性的场面，为了能够战胜它们，我必须学会在情感上自
我隔离，采取纯粹科学性的态度来面对。

　　虽然，这并非轻而易举，但学者的思维习惯和对未知的好奇与探
索使我走得更远：我常常独自待在解剖室里对着一具无名尸体，花费
数小时去发现人类躯体的神奇之处。我常常带着幻想进行时间旅行，
我会想象列奥纳多·达·芬奇（Leonardo da Vinci）工作的环境，这

位大师以他在不同领域的天才般的研究吸引着我，特别是他在解剖学领域的探索，令我着迷。而每日近距离地接触死亡，与渴望真相的受害者家属打交道也使我成长，为我指明了接近生命的另一个途径，那就是从自身出发。

重新回到 2003 年。尽管我彼时获得了国际自由潜水锦标赛第 3 名，拥有进入克罗地亚国家队的资格，但我没有被选上，因而无法参加几个月后在突尼斯举办的世界锦标赛。这个令人失望无比的打击，使我一度一蹶不振。那时候对我而言，潜水就是一切，我希望向自己也向他人证明，我很强。当时与我交往的女孩也参加了比赛，且被选进了国家队，然后就离开了我，这简直是雪上加霜。

还有什么好说的呢？我决定，为了得到那块我应得的奖牌，追回我深爱的女孩，我必须要加倍练习。我重新开始了训练，勇猛且坚决，令所有人都胆战心惊，甚至包括我自己。总而言之，我的人生在当时可能看起来很糟糕，但这也是事实。我的时间全都花在了尸体、研究、学习及游泳上。

但不幸的是，这严重破坏了我与父母的关系。如果说过去潜水只是个消遣、一个充满热情的爱好，那么现在除了工作及学业之外，我的生活就只剩下潜水了，其他任何事情都没有得到我的关注。我的每一天都仿佛例行公事，别无他物。

我生平第一次感到有根枝丫正在断裂，那是一根最重要的枝丫，是我的家庭、我的父母。他们曾一直陪伴在我左右，为了使我的人生过得健康、美好、积极、有规可循。但这一次，他们没有站在我这边，且再三指出我的所作所为毫无意义，说我做过了头，说他们有多担心，不希望看到我现在呈现出的状态。对于母亲的忧虑我早习以为常，然而这是第一次连父亲都不支持我，并且采取的方式还非常粗暴。这令我无法接受，于是我们好几个月都不曾有过交流。我与父母之间筑起了一堵墙，墙上唯一的小孔留给了我的哥哥，他夹在两团火焰之间颇为为难，于是恳求我不要做得太过分。

然而我做得并不过分。潜水对我来说太重要了，我不想放弃。学会呼吸并将它运用到日常工作和比赛中，能够给予我力量，使我保持平静。屏息状态曾是我为自我腾出空间的方式，现在仍然也是。潜水时，我所有的注意力都会集中到自身的身心健康上，我聆听着自己的身躯并且学着感受它的极限。这样一来，即使失去家人的支持让我深感痛心，我也并没有就此放弃，因为比起其他任何事情，我更加信赖呼吸。而我也继承了父亲的坚强意志，他在生活中也面临了许多挑战，但他从未半途放弃。他应该很清楚我的态度，为了在 2004 年 6 月以最佳状态参赛并获胜，我会全力以赴。

在那段异常艰辛的日子里，就连命运也在某种程度上背叛了我。4 月份，我不幸感染水痘并卧床两周。而在 5 月份的一次训练中，我的右侧耳膜破裂了。但没有任何事情能够阻挡我。2004 年 6 月 5 日，在克罗地亚的梅杜林，我参加了比赛。

在那次比赛中，陪在我身旁的只有两位朋友，我几乎是孤身一人去挑战整个世界。四周人潮涌动，我的前女友也在场，然而我保持着专注，努力调整呼吸去找到我所需要的平衡。呼吸、呼吸、再呼吸，我用尽了所知与所学。我已将所有的负面思绪归零，宇宙隐藏在我的内心之中，万物只剩我与海洋。而此时，数月未曾与我交谈过的父亲突然出现在了船上，就在我等待比赛的船上。他靠近我，时间短暂，只够他留下一句低语："我和你妈妈都会给你加油。"

我瞬间感到自己很强大，以至于觉得自己如超级英雄一般。我仍然记得我跟知心好友菲利波说过的话："现在我要跳到水里去了，要么我赢得比赛，要么你来捞我。"这意味着为了胜利，我已经做好死亡的准备了吗？如今想来，我从未有过"死在水里"的想法。那句话仅仅意味着我想要全力以赴。

在一场潜水比赛里，喊"开始"之前的几分钟是让身体浸在水中适应环境的。那时，呼吸会变得越来越缓慢、越来越平静且非常持久。我的整个身躯仿佛融化在了水中，并且觉得自己越来越像海豚。任何声音或是喧闹都被隔绝在外，只听得到呼吸的声音，它让躯体充满能量。

一股热流渗透着我的身体，尽管此时水是冰冷彻骨的。

那一天我拿到了世界自由潜水冠军，那一天我也与父母和好如初，那一天更是成了我今日的起点。

接下来的一年令人难以置信，发生了数不胜数的美事。我觉得自己像是打败了阿波罗·克里德（Apollo Creed）之后的洛奇·巴尔博厄（Rocky Balboa）。在那之前我完全是个无名小卒，而现在人们开始对我刮目相看。我登上报纸的新闻版面，接受媒体采访，还受邀出现在广播节目中……此前我从未拥有过这么多的朋友，就连与女孩们相处也无疑变得简单得多，因为她们都会主动来接近我。更加令人振奋的是，此前自由潜水一直是一项冷门运动，媒体的关注几近于无，而在那些年里，它开始从少数人的运动转变为具有规则、类别且可团体参赛的体育比赛项目。

这种幸福的境况在 2005 年 7 月 29 日戛然而止，当时我接到了一通我从未想过会接到的电话。菲利波，我的知心好友，那个我比赛时的可靠伙伴和守护天使，曾是我唯一能够托付希望的人，死在了大海里。我头晕目眩，无法接受，坚信是弄错了，我不断地告诉自己不可能是他，但真的偏偏是他！然而并没有弄错。他与一个朋友出海捕鱼，两人都是经验丰富的自由潜水员，是具有航海经验的人，也是优秀的捕鱼人。日落之时他们潜入水中意欲抓两条鱼来做晚餐，这是一件非常简单的事情，可以说是稀松平常。但他们的生命就此消逝在了大海里。

当我意识到我最好的朋友死去时，意识到大海将他从我身边夺走时，我最大的生存危机开始了。我无法用言语描述当时的内心世界，除了惊慌失措、怀疑、撕心裂肺的痛苦，还有那些年和他一起经历过的回忆。一瞬间一切都变得毫无意义，我的运动生活彻底归零，所有的"我相信"都变成了"我不信"，我的一部分已与他一同死去。我如同被截肢了，又像是最重要的头被砍掉了，无法再思考了。

当我的父母与我断绝来往时，菲利波一直陪在我左右，他就像我的兄弟，用他的方式——建议、微笑、可爱，成了我亲密的家人。他去世的消息如同一把直插入心脏的刀子，令所有人都大吃一惊，尤其是我的父母，他们十分震惊，因为他们也曾与菲利波交往密切。看着他们痛苦的样子，我认识到了意外痛失子女意味着什么，而这种失去只是因为某种爱好。

没有人知道那天晚上发生了什么事，因此存在他杀的可能。家人要求我参加尸检，但我觉得我做不到，这对我来说太难了。

我从未想象过我要在教堂里，站在朋友的棺木前，面对200多人，尤其是对着他的父母发言。时至今日，只要我闭上双眼回想起来，仍然觉得不真实，就像演了一场电影。

无法呼吸

我从未原谅过自己，那天晚上我为何不与菲利波一起去潜水？他在我最需要他的时刻一直陪伴在我的身边，而在那个糟糕的瞬间，我却没有陪伴着他。

我不再觉得自己是一个英雄，一个自信、无敌、无所畏惧、赢得了世界金牌并感到满足的漫画式英雄，而是害怕一切：害怕走出家门，害怕行走，害怕生活，最重要的是害怕水。是的，偏偏是水，这个对我而言最重要的元素，我的生命、我的爱人、一个我觉得自己可以在那里化身海豚的王国，它夺走了我最好的朋友，并让我遭受本不该遭受的折磨。

我已经好几个月没能下水了，也总是问自己一些没有答案的问题。正如阿甘所说："生活就像一盒巧克力，你永远不知道下一颗是什么味道。"我将那场悲剧深埋心底，对日常生活中的一切都失去了兴趣，尤其是潜水。使我攀上世界之顶，触摸星辰，让我自认为是海洋之王的潜水，向我展示了它的另一面。任何事或者任何人都无法使我得到安慰。我在大学里消磨时间，彼时我正开始攻读博士学位，但我已经变得完全麻木，就连尸体也不再使我感到恶心。我甚至在解剖室里喝下午茶，跟尸体们一边交流，一边寻找答案，希望它们能够告诉我一些事情。我意识到了我的脆弱，认识到成功和奖章都是转瞬即逝的，领悟到生命的价值，同时也感受到了苦难可以有多深重。

我的空闲时间全花在了看电视和吃雪糕上。我的生活中不再有健身房，我讨厌游泳池，一想到游泳池我就恶心、沮丧、恐惧，还有一种沉重的悲伤。或许这触碰了我内心最为重要的地方——自我的深处，然而我再也无法回到水面上来，我无法浮出水面重新呼吸。

　　这是漫长而艰难的几个月，是一场精神上的磨难，直到我决定找回自己，重新掌控自己的生活。我必须从脆弱的状态中走出来，重新成为米凯。我告诉父母，想要重新参加自由潜水比赛。这是一个很痛苦、很艰难的决定，但这次我是为了自己：这并非是挑战，而是医治我的方法，且是唯一的疗法。我的家人为我感到高兴，他们明白我所需要的，并且清楚在最近一年里我发生了多大的变化。于是我无数次的旅行开始了，这一次或许是最困难的，因为这是一场内心的旅行，没有其他的对手，我就是自己的对手。我要与自己、与大海重归于好，重新与水产生信任关系，找回内心的平衡和精神力量。重回泳池的第一天简直是灾难，因为我喘不过气来！

　　于是我重新开始了呼吸。如果说能够屏住呼吸曾使我获胜，而糟糕的情绪则使我无法呼吸。那么，再次启程去重建自我的第一步正是呼吸。每天我都会用 30 分钟来练习呼吸技巧，通过呼吸来控制自己的大脑和心跳，并阅读相关题材的书籍——10 年前只有少量瑜伽书籍译本，为此我还去上瑜伽课。呼吸能让我集中精力，调节自己的情绪，用积极向上的活力来抵消消极的情绪。我想以此去挑战泳池里的水，但实际上是去挑战自我及自身的恐惧。

　　在另一位老友专注且警惕的目光下，我沉浸在训练中。在泳池里来回穿梭时，我感到死亡的阴影就压在肩上，我每时每刻都害怕死去，我能看见菲利波的脸映在泳池的每块瓷砖上。这场辛苦的训练为期 4 个月，我每天都在不断地、有针对性地练习，虽然目标明确，但我感觉总是很难达到。因为我的意识变了，最重要的是，我的心态变了。

那年 7 月，我在克罗地亚的自由潜水锦标赛中获胜。仍是在那片大海中，耳边回响起一阵欢呼声，但一想到我的朋友菲利波，我的眼泪随即滑落下来。从那时起，我意识到我不再是原来的我了，我重新找回了自我，但我不愿再参与竞技，因为一切都不复从前——懂得放弃是最好的胜利。当你对自己感到满意，与自己和平相处时，你便不会想要去证明什么了。因此，我决意不再去参加自由潜水世界锦标赛，我离开了我曾为之奋战的国家队，而且我决定走上一条新的道路：去发现我们心中的"海豚"。

呼吸与训练

如果不了解悲伤的滋味，就不会珍惜幸福的可贵；如果不了解痛苦的感受，就不会充分体验生活及其带来的喜悦。改变是极其困难的，然而对于开辟新的道路，寻找新的领域而言，又是起决定性作用的。每个改变都伴随着怀疑，常常还有悲伤及孤独，人类如何能获得智慧而又不必面对恐惧呢？如果我不敢将自己推向从未奢望能够到达的地方，我又如何能够发现自我呢？我们每个人都应当在人生的波浪引领我们向前的时候去乘上它，但也需要具有等待合适波浪到来的耐心，或者具备更换海岸的勇气，去寻找我们有能力去驾驭的波浪，甚至去寻找另一个更大的波浪。过程中当然会跌倒，但会爬起来；也许会再次跌倒，但会再次爬起来。因为这就是生活。

当我达到了自我平衡，当我懂得成长之后要做什么的时候，我做了一个重要的，也极其艰难的决定。"没有改变，就没有生活"，这是我的座右铭。我决定在"竞技"一词后面画上句号：奖章不再使我感兴趣，因为我相信——如今我对此前所未有地坚信着——在人生中用尊严、坚贞及忠诚，这些健康的价值为自己打造的奖章，才是自我存在的最佳奖章。是时候从水中离开并分享我的经验了。我无比肯定，爱是生活的动力，这种爱包括对于生活的爱，对于我们自身的爱，对于人类的爱，对于每天陪伴在身边的人的爱，对于自然的爱，对于遭受苦难的人们的爱。爱就是爱，无时不在，无处不在，无法不在。爱总是赢家，如果能将爱分享，幸福会翻倍，而痛苦则会减半。

自那一刻起我的内心产生了对训练的热情。我想要帮助梦想有待实现、成绩有待提高的运动员们，同时，也想帮助有焦虑及压力问题的普通人。我会将我的经历告诉他们，教他们如何获得自信，使他们达到自己的目标。目标不论大小，都是挑战。

鉴于我一部分的工作是继续学习，于是我重新开始研究人体生理基础，研究运动、体育和大脑，以及海豚。谁不曾梦想成为海豚呢？我有想过，而且还不止一次。了解人体需要通过观察来实现，同理，我对海豚也进行了研究，意欲了解它们与我们多么相近，了解如何教导孩子和大人去呼吸，在水里活动及快速游动，同时如同一只海豚一般开心地玩耍。

我为什么要成为一名呼吸教练呢？有 4 个原因，这 4 个原因的重要性不分上下，并且通过热情串联在一起。因为如果没有热情，便很难以正确且有益的方式去面对各种情况，很难进步且很难达到任何目标，无论是在生活中还是在体育训练中。热情如同爱，那种情感如此强烈，以至于它会引领我们去做一些一般情况下不会去做的事情：热情是时间，是知识，是娱乐（并且还是经济投资）。

接下来就是我成为呼吸教练的原因，这些原因使我成为传播者，我想通过这本书去传播呼吸中的科学。

传递知识。包括获得的、学到的与了解到的知识,作为运动员的那些年出于经验与失误而获得的知识,从书本上及在大学里的工作、研究中学到的知识,还有通过我的观察和直觉了解到的知识。我极具好奇心,十分渴望知识,并且不止步于单纯的表象。我喜欢倾听每个人的意见,并关注那些我认为会有一些有趣的事情要分享的人,但我仍然会对这些事情的真实性和可能性进行研究。毕竟感觉是一回事,数字是另一回事。

传递经验。亲身经历是十分重要的。我认为自己是极其幸运的,因为我在自由潜水项目发展最为蓬勃之时体验过它,从一个时代过渡到了另一个时代,遇到过这个领域的历史性人物,既体验过独特又无法复制的胜利时刻,还品尝过人性的、精神的以及个人因素导致的痛苦与失败。无论如何,这些都使我成长为一个成熟的个体。无论是成为运动员的决定还是成为教练的决定,它们都不容易,但至少我在做出这些决定时都遵从了自己的内心。

分享情绪。是的,因为呼吸的最终目标是培养情感。与坐在旁边的人一起欢笑、哭泣、共苦、欢欣,他们也许是跟随我训练的运动员,也许是那些在我的建议下,克服了大大小小的障碍和壁垒的人。分享快乐,能让我们感受到作为人类的美好。

发展归属感,团队观念。这也是我的教练工作中不可分割的一部分。一个人独自可以跑得飞快,当与另一个人一起跑时必定会跑得更远。游泳和自由潜水常被认为是孤独的运动,但即使在比赛时我们心中仍怀有爱,这份爱是我们真正的力量。在自由潜水比赛中我从未感到孤单,相反,完全是另外一种感觉:那些支持我、在训练时帮助我、在艰难时鼓励我的朋友使困难变得更易忍受，并且使我始终保持着较高的积极性。

如果说这 4 个原因是我人生的指导方针的话，那么呼吸就是一切的起点，接下来让我们从屏息开始去了解呼吸。

屏息的力量

每当结束法医的一系列尸检工作后回到家中，我唯一的、真正的、强烈的愿望就是在水中通过屏息找回自我。

屏息一直是我调节自我的方式，在那里我完全属于我自己，在那儿我的大脑得以摆脱白天的思虑，摆脱白天工作中接触到的尸体。是的，在某种程度上，我开始将他们视为我每日都需要打交道的患者，接受了我的工作与其他工作并无二致的事实。甚至，这还是一份特别令人满意的工作，因为人们会全力以赴地去寻找真相，我可以给等待了数小时或数日以寻求答案的人所期待的信息。

准确地描述屏息的感觉并非易事。那个时刻如此神奇，如此隐秘，以至于无法用语言描绘体验到的情绪。在一瞬间，人与水融为一体，人成为水不可分割的一部分，而人、水的共生关系抹去了肉体的感受。

屏息无疑是最违背人类天性的事情，然而这却能使我们更好地了解自己。

屏息时，水与呼吸相互融合成了独一无二的避风港……通过呼吸我增强了自己对身体与思维的专注力；作为专业的潜水者，我学会了凭借一口气而尽可能久地屏住气息。在"不适区"运行工作是为了提高我的压力管理能力，控制我的思想，感受我的极限和寻求超越极限的可能性。这是一场精彩的挑战，大脑在其中扮演着重要的角色。思考的力量使我们超越生活中每个阻碍，而屏息则教会我们与自己建立紧密的联系：如果精神平衡状态极佳，那么屏息将变得神奇又强大，如同水一般。

然而，就像水一样，屏息虽然会抚慰人但也会伤害人；它会照顾人，但也能摧毁人。因此，随着时间的流逝，我的屏息方式经历了不同的发展阶段：先是自我娱乐阶段，再是作为运动员而现在作为教练的竞技阶段，未来希望是作为呼吸教练的普及阶段。

娱乐阶段是纯粹而舒适的。在这一层面时，无须特别深入水底，重要的是待在水中。而竞技是严肃且不容马虎的项目，它带领我们去体验强烈的情感，在好与坏的状况下都会有所体验。胜利会激发向前的力量，使多个月的努力得到回报。

我随后的转变发生在菲利波去世之后。我内心对于奖牌，对于数字不再有过多追求。数字使我们的自我得到极大满足，我们所有人都因获得的数字而被赋予价值，不管是在体育上还是在生意上，不管是成功还是失败。比起不惜一切代价的胜利者，我更青睐诚实、勇敢去争取的人。他们的胜利迟早会到来，并且价值非凡。

或许今天，我在水下只能潜入数米的位置，但我并不认为我需要通过达成一个数字来收获别人的掌声，因为在数字的挑战与比拼中总会有人超过自己。如今，我渴望变成我无比热爱的大海：表面清澈透明而灵魂深邃悠远。然而我的转变之旅尚未结束，虽然我是带着装有自身经验的行囊出发，与追求最佳成绩的伟大运动员共事，但我也与希望学会正确呼吸的普通人同行。这些人或许因频繁承受压力而滥用药物，那么为了避免在日常生活中喘不过气，他们需要努力找回呼吸，重建自我。因此，屏息不再是我的目标终点，而是一个全新的出发点。

3

呼吸的数字

我们平均每分钟呼吸 14~16 次，这意味着每小时呼吸 800~960 次，即每天呼吸 2 万次左右。这些我从未注意过的数字，代表着我思考的起点。无法否认的是，这些数字使我感到震惊。这也说明，每天我们都有 2 万次左右的机会可以让自己活得更好！

一个身体健康的成年人能够在缺乏食物的情况下生存 15~20 天，在缺水的情况下生存 10 天，但如果不呼吸的话，数分钟都无法生存。像我一样练习屏息的人，则能够潜入水中好几分钟而不用呼吸。

科学表明，在无压力的情况下，我们的大脑会使用体内全部氧气的 20%。此外，大脑可以忍受 4~6 分钟的无氧状态，但之后它会很快死亡。如果 5~10 分钟内没有氧气供给，那么就会造成永久性的大脑损伤。然而我依旧感觉良好，尽管我花在屏息上的时间比花在工作上的时间要多——这怎么可能呢？

医学界通过对屏息能力远超常人的潜水运动员进行测验来寻求答案。我本人曾是意大利国家研究委员会（CNR）的研究对象。学者们试图理解我的身体在水下不同深度时所做出的反应，再分析当遭遇"极端"状况（虽然我更喜欢将其定义为"超出寻常"）时，我的心脏与肺部会发生什么变化。

练习屏息时，人体内会发生什么？

我们的肺部是一个非常复杂的器官，由特殊的亚单位——肺泡完美地构造而成。它们的总面积为 100~150 平方米。也可想象成，我们在肺部拥有一套巨大、宽敞且漂亮的公寓，或者用体育术语来说，几乎是一个网球场的大小。人体在这个结构密集的空间里，进行着气体交换——二氧化碳和氧气的交换，它们是生命和能量的源泉。

在有压力的情况下，神经刺激会扰乱呼吸，使我们呼吸时只能利用一半的肺容量。此时，肺泡面积会显著减少，下降到 50~75 平方米。当憋着气潜入海洋深处时，会出现类似的肺部"缩半"现象：由于压力增加，空气体积减小，我们的肺部会因此变得越来越小。实际上，潜入水深 10 米处时，人的肺部容量会减少一半。然而当他回到水面，一切就都回归正常，肺部也会恢复原有容积。

这是人类适应环境变化的自然生理过程，与海豚有点像。为了承受在海洋中的压力，以及在肺部容量减少的情况中存活下来，浮到水面时人体会使血液从四肢回流，集中供给肺部。下潜时，剩余的血液则可以避免胸腔发生爆炸——血液是一种流体，因此无法压缩。

然而这并非是屏息中唯一有趣的身体适应过程。日本著名发明家中松义郎（Yoshiro Nakamatsu）宣称拥有 3000 多项发明，当他希望想出一些天才般绝妙的点子时，便一头扎进泳池里，一直在水底屏息，直到无法承受为止。这样做看起来有些不符合常理，但实际上这与人类大脑的生理机制密切相关。确实，当我们屏住呼吸时，血液中的二氧化碳含量会升高。大脑会将这种增高理解为需要更多的氧气，便扩张颈部的动脉，使得更多的携带着氧气的血液能够流向大脑。只需稍微增加血液中的二氧化碳，就可以使得更多氧气输送到大脑，使大脑的性能得到暂时的提高。

请注意：这并不意味着为了拥有一个卓越的大脑，我们所有人都需要进行屏息；也不意味着需要在家里配备一个泳池，或者还要在浴缸里进行屏息。（另外，这么做可能会相当危险：请记住，永远别独自进行屏息！）

由此可见，呼吸与大脑及注意力状态是密切相关的。科学家文·温格（Win Wenger）写道："连续 3 周的水下游泳会使颈动脉产生永久性扩张……这可以使大脑的物理状态得到改善，可谓提高大脑性能的简易方式。"如今，水下运动在幼儿发育训练过程中扮演着重要角色。通常建议在孩子出生后 3 个月开始玩水。对于幼儿的大脑而言，在水下游泳和对成人一样具有刺激性。整个水上运动领域都明白，先教授这一方面的技能，再开始真正的游泳活动有多么重要。

基于水下成长的前提，我们享受在水下追逐或屏住呼吸的乐趣。我们不应忘记，生命是在水中诞生的，我们浸泡在羊水里闭着气度过了生命中最初的 9 个月。我们是哺乳动物，潜水反射在我们体内是经过基因编码的，在水中屏住呼吸实际上比我们想象的要正常得多。当我跳入海洋深处又重新回到水面时，伴随着空气进入我的口腔，以及填满我肺部的力量与真实感，与新生儿第一口呼吸的力量无比相似。新生儿生命中第一次吸入的空气体积大约为 40~70 毫升，多么有力、强烈又自然的第一口呼吸啊！随后呼吸量稳定在 12~20 毫升，每分钟呼吸 40 次。一个刚出生的孩子的体内蕴藏着多么大的力量啊！

温格指出，当人们开始阅读一个句子，或是集中注意力观察某物而又没有刻意为之时，其实正处于屏息状态中，只有在读到句末或是需要参与时才会重新开始呼吸。如他所说："如果我们需要换气，我们的注意力会在读完一个句子之前发生转移，这样我们就不容易马上理解读到的句子的意思……如果我们在数秒后就需要换气，那么，迅速且正确地理解正在阅读的文字的含义就会变得更加困难。"

因此，我们可以断言，延长呼吸以及处于屏息状态的时间，可以加强我们对自身行为的关注度。这是人体正常的运作机制，后来被应用在职业运动员的训练上，以提高体育运动成绩。不一定非得变身成火星上的超级英雄才能学会这些简单的机制，这些机制在我们的身体中是与生俱来的，只需提升我们的自主意识。

呼吸也要耗费体力。在处于休息状态的受试者体内，呼吸的氧气消耗量在每升通气量中占 1 毫升（就流动体积而言，吸气 0.5 毫升，呼气 0.5 毫升）。如果休息状态时的通气量约为每分钟 6 升，那么在这些条件下，呼吸过程总的氧气消耗量约为每分钟 6 毫升。对于处于休息状态的整个身体的氧气消耗量而言，这种占消耗量百分之几的影响，实在是非常低的。然而，这会在压力状况下发生剧变，这时压力不仅有精神层面的含义，还包含物理、化学或热量层面的：在这种情况下，通气的能量成本显著增长，达到每分钟约 150 毫升的氧气消耗量。这些数字使人反思，因为在每天的生活中，我们都能发现这种重要的变化。谁不曾因一个课上的提问、一场大学考试、一次工作会谈而焦躁不安过呢？谁不会因困惑、愉悦、恐惧、焦躁，所有这一切盘旋交错而成的压力旋涡，而感受到喉咙的颤抖、强烈跳动的心脏和无法思考的大脑呢？

我曾感受过这种状态，现在亦如此，然而呼吸使我学会了在每个艰难的境况下如何控制自己。在某种意义上，我们的状态与呼吸紧密相关：我们越是紧张不安，身体状况便越差且呼吸越糟；我们越是平静，便越能掌控我们的呼吸与大脑。

像海豚一样呼吸

2005 年是我人生中艰难的一年。菲利波——我的朋友及自由潜水员，他的死亡使我一段时间内无法呼吸，同时还夺走了我的自信，并给我留下了巨大的恐惧——对于活着的恐惧。时至今日，他母亲流着泪说的话仍回响在我的脑海里，她抱着我，不断重复着菲利波在离家之前给她留下的只言片语："晚些见……"

这些话对于我来说是种折磨，很长一段时间都刻印在我的灵魂、大脑及心里。我从未忘记过那些话，然而我让自己做出了一些改变，也改变了理解那些话的方式。如今，我对生命有了更深的认识，而我也恰恰是由此开始了自我的重生。我开始去寻找海豚，在海洋里重拾自我。这给予了我更好地了解自己与面对自身恐惧的机会。我在旅行中到过巴哈马、夏威夷，也去过很多不可思议的地方。在那些地方，我设法让内心的海豚与大海里的海豚进行互动。在那儿，发现海豚的旅行变为头脑深处的旅行，这期间我学会了数不胜数的新本领。保持耐心是其中之一。习惯了不断向前奔跑之后，还需要学会等待，而等待会增强欲望与热情。

拔苗助长从来都是多余的，当我们减少期待时，期待之事自会到来。我曾日复一日地观察大海，希望能够看到海豚，随时准备融入它们，却一无所获。我们无法决定他人的行为，所以需要学会等待。在那些漫长、恼人的等待中，要学会控制呼吸，学会控制大脑、心跳、情感、思绪。同时，在这个漫长的过程当中，我们会观察到即将发生的事情，它也许重于泰山，又或者轻如鸿毛。

面对让人不愉快的情况我也采用同样的处理方法。那是大学时发生在我身上的事情。尸体被运来之后，我会从实验室来到解剖室进行

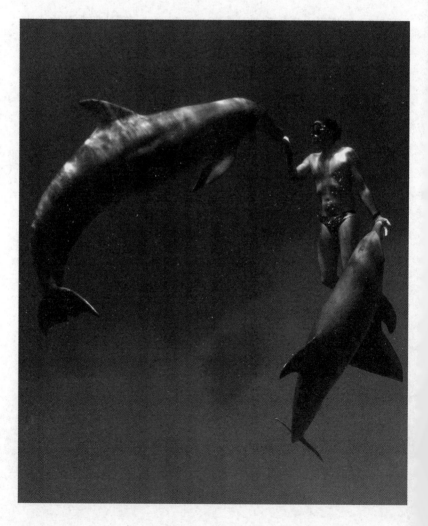

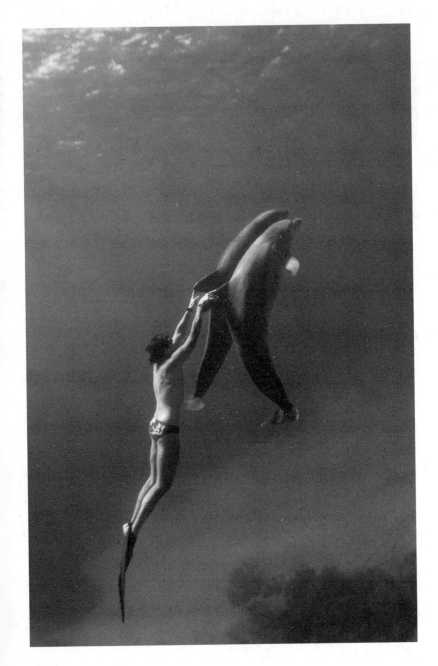

分析。那些气味、冰冷感、血迹，以及其他可以想象的东西，使我必须聚精会神专注于呼吸之上，来保持大脑清醒、心跳平稳和尽可能平静的情绪状态，以完全投入到那个世界之中。沉默、紧张、人们的目光，以及受害者家属的痛苦、希望、问题及无解的答案相互交织。在那些时刻，我明白了生命的意义。

虽然海豚通常喜欢群居且极具好奇心，但接近它们并非易事。开始，我对自己很自信，因为自己是个潜水员，且自以为懂得海豚在水中的活动规律。但是它们并不信任我，也不关心我的存在，有些情况下甚至显得有些惊恐。于是我做了件最简单的事情，那就是观察与等待。我降低了期望值，让自己到大海里自由翱翔，体会伴随着每次跳入水中屏息而产生的灵活感。还记得那种看见熊熊燃烧的壁炉、精彩绝伦的日落、天地相交的边界、繁星点点的夜空、漫山遍野的鲜花，或是聆听令人陶醉的音乐而产生的轻盈感吗？看，通过屏住呼吸我就能体会到那种感觉，轻而易举。就这样，海豚开始向我靠近，因为我身姿轻盈，不被消极思绪左右。我们四目相视，在沉默中交谈。就这样，我在大海中被2只、3只、5只、10只或仅仅1只海豚围绕。我的思绪中仅剩欢愉，大脑里只有无比的幸福，身躯里体会到了情感带来的颤抖。

我的每一次呼吸与海豚的呼吸同步：短暂却强烈。海豚的呼吸是我头脑中反复播放的一首歌曲，是空气中回荡着的甜蜜至极的节奏，它富有生机，因为它能使海豚在水下存活好几十分钟，生龙活虎，还能游得飞快。我常常在大海的沉默中，哪怕距离较远也听得到海豚们呼吸的嗞嗞声，在它们重新潜入水中，与浩瀚无边的蓝融为一体之前，我看得到它们的背鳍短暂跃出水面。一只海豚从浮出水面到重新潜入水中也许很快，然而在那段短暂的时间里，呼气的力量与吸气的愉悦会使它们产生一种自然活力之感，那就是呼吸的活力。

如歌唱家约瓦诺蒂（Jovanotti）所唱的那样："我是一名幸运儿，因为我一无所求。"我亦感到如此。当我脱下保护面罩与白大褂，戴上潜水面罩，穿上单鳍脚蹼时，我仿佛化身为一只快乐的海豚。

无压力呼吸、节食与补充

在压力状况下，我们每分钟的氧气消耗量为1~150毫升。什么是压力？压力是身体通过产生名为皮质醇的激素，以应对不同性质的强烈刺激（微生物的、毒性的、物理的、热的、外伤的、化学的、情感上的刺激）的生物化学反应。

首先，我们应该区分开两种不同的压力形式：一种是积极压力，被称为"良性应激"，这使我们心中"小鹿乱撞"，通常而言这是一种良好的、健康的、表现性的压力；还有一种是消极压力，即恶性应激，相反地，它具有破坏性。

良性压力有些类似有益的胆固醇。研究人员曾在军人及F1赛车团队的技师们身上开展过一项有趣的研究，看看他们在面对日常生活中的压迫性刺激时，会做出何种反应。针对普通人日常生活的调查也同样有趣。高中生、大学生、管理人员，有的在一年之初的压力水平高于标准水平（但仍然状态良好），如果他们一直维持那种状态，在年末考试或考核的时候，他们的表现都会比一开始不紧张而面临最终考试或考核才无比紧张的人要好。

然而，如果皮质醇产生过多，其影响通常与"压力"一词及其负面含义有关。科学数据明确显示由这种压力造成的，与皮质醇过量相关的消极方面对我们的身体与大脑造成的有害影响。对此我将列举至少3点：（1）复杂的免疫抑制——皮质醇过量会削弱免疫系统，使得我们更加脆弱，更多地暴露在通常由免疫系统所阻隔的疾病中；（2）皮质醇过量会影响我们的大脑，损坏海马体并因此降低脑部活动效率，使记忆力衰退并加速大脑衰老；（3）在新陈代谢方面，皮质醇过量会扰乱糖分的新陈代谢，致使血糖升高且会促进脂肪堆积，尤其是在腹部的堆积。

一些人尝试通过节食或遵从某种生活方式来调节身体状况，而皮质醇与压力才是使得他们失去目标、营养规划及自律的主要因素。因为当我们处于压力之下时，很难抵抗得了食物的诱惑。我们不仅无法节食，最终还会打开冰箱，肆意狼吞虎咽。

节食本身常常也代表着一种致压因素：在由工作、社交、家庭、健康问题导致的压力状况下，就连节食本身都会被大脑系统理解为进一步的压力。在这一点上，人们会进入恶性循环，常常还会因此产生挫败感。

如何走出这条死胡同呢？首先要做的是避免节食，因为人们通常并没有准备好去面对它；其次，我们必须考虑改变我们的饮食方式，进行永久性的饮食习惯重塑，而不是节食。这是一种循序渐进的方式，效果相对缓慢，但这可以使我们更少地暴露在压力之下，这种压力是由强制性的"我不该吃、我不能吃"的想法产生的。

同时，我们可以尝试用一些直接缓解压力的方法来调节改善，如学习呼吸技巧。将正确的饮食方式与呼吸技巧结合起来，可以实现神经生理学的重要应用。当我们感到压力时，我们无法控制自己，也无法控制由此产生的饥饿感，而呼吸是恢复控制、平衡和健康饮食的最简单的方法。有意识的呼吸，如同瑜伽典籍里所说的那样，是学会在艰难时刻倾听自己的躯体，专注于自身，是保持平衡与清醒的第一步。

最近，科学界对有意识的呼吸如何调节情感、兴奋状态及缓解压力进行了描述：科学家发现了一小组位于脑干部位的神经元，它们控制着呼吸，并和直接参与压力反应的大脑结构相通。这是由斯坦福大学的研究员发现的，他们把该研究结果发表在了《科学》杂志上，该报告无疑为解决恐慌症及其他与压力相关的疾病打开了大门。尽管呼吸通常被认为是一种主要由自主神经系统控制的行为，但其与负责高级脑功能的大脑区域之间存在着密切的联系这一点也已经众所周知。例如，通过对冥想的研究发现，大脑有一个中枢可以控制呼吸。研究表明，脑干具有一定的可塑性，这些冥想技巧，或正念、专注及有意识的呼吸，可以诱发微小但重要的中枢方面的变化。然而，在这个非常重要的发现之前，人们还不清楚是什么样的神经中枢和机制主导着呼吸和大脑之间的关系。

通常，人们只使用了不到 50% 的自身呼吸能力，因此还存在很多未被利用的潜力。多使用仅仅 10% 的肺部能力，就意味着可获得更高的生产力，可在特定状态下保持清醒，更通俗地说是可拥有更好的健康状态。而且，呼吸在身体的排毒过程中也起着重要作用，因为它代表着外部环境和内部环境之间的交换：这种交换占整体交换系统的 70%，剩余部分通过出汗、排尿与排便进行。

1、2、3，呼吸；但要先呼气

呼吸的频率能够影响神经元的活性，提高记忆力并改善情绪状态。此外，呼吸的模式也至关重要——是通过鼻腔呼吸还是通过口腔呼吸。甚至精神状态的变化与呼气和吸气的时长也密切相关。

我的呼吸课程总共有 10 节课，我将在后续章节中循序渐进地分享给大家。希望大家能认识到，想要调节呼吸，首先应学会正确的呼吸方式。

通常我们呼吸得并不充分：吸入空气是因为我们不能缺少它，然而我们并没有像想象的那样将其彻底呼出。因此，我们常常会不自主地叹气，实际上，我们需要将多余的空气驱出体内。叹气，是当某段时间忘记自发地排空肺部时，大自然促使我们调节的方式。它的原理相对简单：呼出的空气越多，吸入的空气便越多。

因此，呼气意识成了影响表现的最重要的因素。如果可以有条不紊地呼气，而不是气喘吁吁地，那么精力会恢复得更好。因此，当我们进行长时间的体力劳动时，如果我们有意识地、缓慢地排出空气，那么我们的精力将会得到提升。

演说家、歌手、游泳者、运动员都深谙此道。或者说他们最了解这项技巧。

如果想要了解良好呼气能力的作用，可以试着洗个冷水澡。人体对冷水刺激的一般反应是屏住呼吸并且收缩肌肉。相反，如果我们尝试缓慢地、有规律地呼气，我们会惊奇地发现，水的冷冽对于我们的影响几近于无。呼气有利于身体适应气温变化。而利用特定的呼气技巧，人们甚至能够提高体温。

当你需要举起某样重物时，试着深吸一口气，然后举的时候屏住呼吸，即完成吸气屏息。你会发现，大部分重量神奇般地消失了。这就像是，当你举起一个以为是满的箱子，却发现它是空的一样。

在开始任何一项工作之前，先呼气，延长呼气的时间。如果条件允许，还可以闭上眼睛，以此提升自身的激活状态。

如果某个动作让你喘不过气，可以采用一个极为简单的方法来重新调整呼吸：先加快呼吸几秒钟，像狗一样（是的，这被称作"狗喘气"），然后平静地、深深地呼吸两三下。重复这一顺序，然后再深深地呼吸几下。你会发现，在片刻之间你将重新获得对身心的控制权。

懂得调节好呼吸，尤其是呼气阶段，有助于我们在紧张时刻放松神经。

神经紧张可通过以下练习缓解：尽量使肩胛骨互相靠近，将它们朝头部方向耸起，无须用力，然后呼气，慢慢降低肩胛骨；暂停一会儿，然后缓慢、平静、深深地吸气，直到肺部充满空气，但不要过量；接着缓慢地从鼻腔长吐一口气，同时保持肩胛骨的位置不变。

重复这个练习十几次，通过大量氧气来刺激脑部，缓解神经紧张。

培养规律且完整的呼气习惯，最佳练习之一是高声阅读。找来一份报纸或者一本书，然后一口气尽可能多地读单词，但也不要勉强自己。然后记录读的词的数量。第二天重新尝试。记录自己成功延长了多久的呼气，以及多读了多少个词。用一个文学片段或者记忆中的一首童谣来练习吧。首次尝试时，也许你无法超过五六句，然而每日练习十几次之后，你将能够一口气读到底，且不需喘气。当你的孩子在学习时，你可以将这个练习教给他们，这能使他们与自己的呼吸和声音更为亲密！

学会呼吸　第一课
三角呼吸法

我们终于迎来了第一堂呼吸课。一开始，可以在家里或在办公室进行练习。一旦习得方法，不论何时何地，只要觉得有需要就都能进行练习。

- 平躺在地上，下肢放松且微张，大脚趾向外翻转，手臂沿体侧伸展，手心朝上。臀部、背部及肩膀应接触地板。将注意力转移到骨盆与颈部：轻轻地将骨盆朝上转动，伸展颈部，将下巴轻轻朝下。你可以通过这种方式延展脊柱。接下来开始呼吸练习。身体维持刚才的姿势，腰间不宜有任何束缚，要全身心放松。如果你想在办公室坐着练习，则需挺直背，腿部不要交叉，脚掌平放在地板上，目光盯着一个假想的地平线。如果你想要使这个姿势最佳化，那么将臀部移到椅子最深处，注意不要瘫坐，并且挺直背部，想象有一根线从头部穿出，将你的身体向上提起，拉长脊柱。多年来，我一直在练习呼吸技巧，但我意识到，对于那些刚开始练习的人来说，这不是一件容易的事，不过他们知道该做什么和怎样才能达到足够的放松。我也遇到过一些困难的情况，例如，为了在跳入深海前放松自我，我在大海中央躺在一艘橡皮摩托艇的轮胎上，随着海浪起伏和漂动。这不是一件容易的事，然而就像生活中的其他事一样，境遇创造了机遇。

- 专注于你的呼吸方式，注意只用鼻子呼吸。你的呼吸是深是浅？是缓是急？试着去弄清楚你是如何呼吸的。你应该感到舒服、轻盈，还有放松。因此，减缓呼吸的速度吧。

- 接着，慢慢地通过鼻子吸气，想象一下把空气吸入肚脐。在这个阶段将双手放在腹部上，放在肚脐附近。请开始用空气填满肺部以下，你会注意到，腹部会慢慢地膨胀成一个气球。不应强行鼓起腹部，这个过程应该是温和的、放松的。不要中断吸气，继续在胃部附近膨胀，扩张胸廓，以此来填满肺的上部，最终直至最接近颈部的地方，即锁骨。

- 当你感觉到肝部充满空气时，开始呼气，仍是从鼻腔呼出，速度要缓慢并朝反方向进行，即从肺的上部开始，然后朝胸部方向下移，最后把腹部的空气排空。如果你的双手都放在肚脐上，那么你会感到某种气流的波动，然后将双手放下来。

- 重复此顺序，且吸气时默数 1、2、3。你应该可以感知到空气从鼻腔进入，首先逐渐填满腹部——肚脐位置抬升——然后是胸腔。

- 重数 1、2、3，仍是由鼻腔进行呼和吸，朝着反方向，从胸腔上部朝肚脐运气。这一准备阶段也许会持续几分钟，这几分钟是隔绝世界其余事物、提高专注度的时间。接下来，让我们正式进入三角呼吸法。

不过，为什么要叫三角呼吸法？因为该呼吸法仍然使用了数字1、2和3。

数字1代表了吸气阶段的时间单位。

数字2代表了呼气阶段的时间单位，这一时间的长度应是吸气阶段的两倍。

1+2的总和是3：这是完美数字，代表了一个三角形的3个边，而三角形是象征稳定、牢固与和谐的几何图形。

三角呼吸法的基础概念为，给定一个吸气的时间单位，而呼气时长应是吸气时长的两倍。应该循序渐进地练习，慢慢增加呼气时长，直到达到吸气时长的两倍：如果你的吸气时长是3秒，那么呼气时应当依次为4秒，然后是5秒，最后是6秒。如果一个运动员能够吸气5秒，呼气10秒，也请别大惊小怪。不过你也不要灰心，经过训练后，你也能够轻松地做到。

若想用图像展示这一类型的呼吸，我们会得到一个三角形的几何图像：

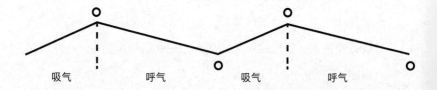

吸气　　　　呼气　　　　吸气　　　　呼气

三角形顶端的 〇 也象征了抬高的肚脐，随后缓缓恢复到最低位置。

缓慢吸气与呼气，保持呼气的时间是吸气的两倍。试着不要在任一阶段产生强迫感，而要享受每一时刻，品味每一秒的美好与韵味。

此呼吸法有利于放松整个身体，能够为大脑充氧、降低血压、减缓心跳、提高注意力，且有助于睡眠。如果你能够在通勤时、考试前、健身房锻炼时，或者烹饪时进行这种呼吸法，甚至在生活中的每一时刻、每一种精神状态下都能用这种方式呼吸的话，你会发现，它将成为你常用的呼吸法。

一开始，你需要花几分钟来进入适宜的情绪，熟悉运作要领，不过不必过虑，只要保持 5 分钟就能让你重展笑容！请注意，要清空大脑，切勿分心，你的所有注意力应当导向你自身及你的呼吸。

一个健康的成年人，平均每分钟呼吸 14~16 次，每次呼吸的空气体积为 0.5 升。如果我们取中间数即每分钟 15 次，那么每分钟的通气总量为 7.5 升。相较于标准的 14~16 次，能够吸气 5 秒钟、呼气 10 秒钟的运动员，他们每分钟只进行了 4 次呼吸。

三角呼吸法的目标之一，恰恰是减少呼吸次数，增强呼吸深度。想象一下，每分钟呼吸次数减少，却交换了更多的空气，这说明什么？这意味着节省了空气消耗，而空气是我们的"燃料"。这种呼吸法会增加腹内压力，推动血管、内脏与肠系膜里滞流的血液，从而增加体内流动的血液量。当你缓慢地、深深地呼吸时，血液将更加富含氧气，整个身体都会从中获益。另外，这也会使腹腔神经丛受到刺激，从而让大脑获得平静：缓慢地呼吸会影响神经系统及内分泌系统，具有被广泛认可的镇静作用。你的呼吸越慢，越得到控制，大脑便越灵敏，心理焦躁越能得到镇定，心跳的频率下降得越多。

开始进行这种练习时，人们容易错误地以强迫性的方式呼吸。因此，可能会出现一些不同于期待的反作用，这是很正常的。冷静呼吸，放松呼吸！我还记得指导过的几位著名运动员的腹部活动起来有多么困难，他们也感到自己的腹部尤为僵硬。

呼吸需要耐心，并且需要每天有意识地去练习，循序渐进。

呼吸与抗压训练

与压力一样，焦虑与恐慌症也深深地制约着呼吸功能。但我们可以依靠深呼吸来抵御负面情绪。这种呼吸练习在坐或是仰卧的状态下都可进行。这种呼吸方式的关键在于深深地呼吸，先将精力集中于腹部，然后是胸腔，接着是锁骨，双手在此过程中随之慢慢移动。建议在每个区域至少进行5轮深度呼吸，以此获得有效的放松。

不过还没结束。缓解焦虑与惊慌的放松练习，包含3个有待逐步开展的不同阶段，以第一课中所学到的为出发点。

1. 若干肌肉群的收缩、放松练习，包括保持肌肉收缩几秒，随后释放它们。简单举例就是：双手收缩成拳，越来越用力，随后再放松。这种练习应一直与呼吸控制相结合，在这个呼吸控制下，我们将一如既往地延长呼气的时间。我建议在持续5秒钟的吸气阶段，逐步收缩双手及手臂肌肉，然后放松双臂及双手，同时尽可能久地呼气，至少10秒——呼吸不要急促。

2. 将注意力集中在呼吸频率上，试着通过短暂吸气与延长呼气的方式降低频率。缓慢的呼吸可为大脑带来片刻安宁，随后减缓代谢，使生命机能的运作相对和缓；相反，在高频呼吸下，大脑可能会将此刺激理解为危险情况，这并非是放松的理想状态。在焦虑或惊慌状态下，人们可以通过鼻腔与口腔 1 : 2 的比例来呼气，因为幽闭恐惧感与无法呼吸的感觉，会使人不由自主张嘴呼吸。然而应该只通过鼻腔保持 1 : 1 的呼气与吸气比。最后，仍通过鼻腔延长呼气阶段，方式依旧要温柔且平静。

3. 将收缩、放松肌肉的练习与呼吸结合起来：从下半身开始，吸气的同时收缩肌肉组织，呼气时则将其放松。这个练习更加复杂，不过是非常有益的。这一练习的目的在于锻炼不同的肌肉群，将其收缩或再放松。就个人而言，我一边利用这项技巧，一边想象着对我的身体进行某种扫描，从脚部开始，然后向上至小腿、大腿、臀部、背部、肩膀、手臂、颈部、额头、眼皮，以及颌骨。如果觉得练习不够充分，我会朝相反方向重复这个扫描。这项技巧相对更加耗时，但我建议每日重复练习几次。最好在平静且清醒的时刻开始，以便正确进行这个练习，并懂得如何去掌控。如此一来，在必要时我们将懂得如何快速并准确地解决问题。

不管采用哪项技术，调整呼吸都是起点，但它并不是处理压力、焦虑和恐慌的唯一举措。同样重要的是要找到一种积极的精神状态，并在呼吸中发展这种状态。本书中介绍的所有呼吸方法，都需要与冥想、精神或自我训练联系起来，这种结合扮演着重塑性角色，使人不需要进入医学心理学领域，只需调动大脑的积极思考作用，通过训练大脑来消除对新情况或某些事件的恐惧与焦虑。为此，可以创造一些简短的句子用于在内心重复。例如，在开始一场谈话或进入新的工作环境前的"我适合这份工作"；一场考试前的"我准备好了"；还有与呼吸技巧相关的"我很放松也很平静"。这种积极的自我暗示在压力、焦虑及其他状况下都会发挥作用。

屏息是什么

良好的呼吸能丰富血液的含氧量，也因此能滋养并修复身体的所有细胞，减少压力并且改善思维能力。这是因为呼吸能够让血液、大脑以及其他所有器官中的红细胞更好地执行它们的任务，改善这些组织的功能，同时也可以增强身体的活力，使人们能更积极地看待生活。甚至可以这样说："健康的身体，健康的心灵，源自健康的呼吸。"

同时，我们也看到了屏息，即呼吸暂停的益处。不呼吸恰如呼吸一样有用，只需知道如何去做！

屏息，在潜水领域也被称作"闭气"，它会引起叫作"潜水反射"的生理过程。这种反射会造成心率变缓、动脉压下降、基础新陈代谢变慢。每个人都会出现这种反应,并且可以通过训练被放大影响。近来科学研究表明,当浸入水中并练习屏息时,会生成"α 波",这是身体达到平静且放松的精神状态的证据。此外,α 波与大脑的平静及排空有关,后者在运动心理学上被称为"心流状态",是实现精神高度集中和达成目标的条件,尤其是处于压力状况下。

屏息也可以(当然,前提是反复练习)增加组织内的氧气含量。

想想看:通常每次吸入体内的空气中约含有 21% 的氧气,而人体仅消耗吸入氧气量的 6%;呼出的空气中仍然含有约 14%~15% 的氧气(这使得我们可以通过"嘴对嘴"的人工呼吸来救活一个人)。如果我们先延长吸入空气在体内消耗的时间,随后再延长排空的时间,那么就会改善肺部及其亚单位,也就是肺泡内的气体交换。而吸入氧气利用率的最大化会给整个身体带来益处。这便是屏息的主要效果。

屏住呼吸 3~20 秒对任何人来说都不难;超过 20~30 秒时效果会变得更为显著。随着屏息时间越来越长,会让身体产生重要的反应,例如,体温由于血液中二氧化碳含量的增加而升高。我通常告诉参与我的呼吸训练的运动员:"我只通过训练你们的呼吸就能让你们流汗。"

屏息是专业人士用来提高他们的运动成绩,或在任何情况下强化呼吸管理所采用的方法,但它们也是任何人都可以尝试的。普通人不需要屏住呼吸很长时间,除非渴望创造纪录。任何人都可以从这片刻的停顿中获益——屏住呼吸时,会给身体及精神带来一份平静与从容。

当成功地完成第一课三角呼吸法的练习，感觉比之前更好时，我建议大家进入第二课。

学会呼吸 第二课
四角呼吸法

在开始新的呼吸训练之前，不妨试试以下方法，找到感觉。

- 用鼻腔吸气，屏住呼吸，闭上双眼，数到4，然后放松，同时呼气。

- 数数的同时，避免面部肌肉紧张，放松脖子、肩膀、前额、眼皮、眼睛、嘴唇、下颌骨，试着不要紧咬牙关，保持舌头、喉部和脖子均呈放松状态。嘴唇轻轻保持闭合，眼睛同样如此。此时，你应该能稍微感觉到身体的放松，你的屏息应该是舒适而愉悦的。

现在你应该有了感觉。当你想到一件美好的、引人入胜的事物时，你也会有同样的感觉，会自然地、无意识地暂停呼吸。想到害怕或令人不安的事情时，还会忘记呼吸。

接下来让我们准备进行真正的练习，要有意识地、自主地屏住呼吸，默数1、2、3和4。将大脑专注于呼吸活动上，一边呼吸一边默数。在这个练习中我们将体验它能带来的健康状况。同第一课一样，为了正确地练习，你必须找到一个舒服的位置，一般推荐躺下或坐着。双手可以放在肚脐上。这一课之所以被命名为"四角"，是与 4 个不同阶段相对应：

1. **吸气**。通过鼻腔吸入气体，试着先填充腹部，随后是胸部，同时数到 4。在此阶段，保持自然吸气，不要勉强。

2. **屏息**。在上一阶段结束之际，稍微暂停一下，屏住呼吸并数到 4。

3. **呼气**。缓慢地呼出空气，仍是通过鼻腔，朝着反方向进行，即从胸部到肚脐，同时数到 4。

4. **屏息**。重新屏住呼吸，同时数到 4。

再从头开始。

以下是四角呼吸法的示意图：

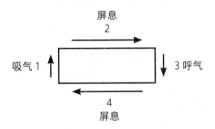

此图代表了四角呼吸法的基本模式，能够并应该适用于一般状态下的任何人。其原理是：我们应将呼吸细分成 4 个时刻，①吸气；②屏息或闭气；③呼气；④仍然是屏息。

我建议 4 个阶段保持相同的时间长度。不过，重要的是不要有任何的勉强，因为我们的目标在于协调呼吸的速率。阶段②与阶段④可以持续几秒钟；阶段③与阶段①是在屏息后开始的，应该非常温和、轻柔。如果无法确定不同阶段的时长也不用担心，因为重要的是轻松地呼吸与屏息。可以吸气和呼气 3 秒，屏息 4 秒，或反之，亦可每个阶段都是 5 秒。目的是使吸气与呼气保持同频。坚持不懈练习，直到你在轻松、自然、流动性之间找到正确的平衡。一旦在这项训练中能够轻松地控制时间与速率，可以加点变化。比如延长呼气时间，在四角呼吸法中加入三角呼吸法。

相关操作如下：

1. **吸气**。自鼻腔缓慢吸气 4 秒，同时鼓起腹部，然后是胸部。

2. **屏息**。屏住呼吸 4 秒，同时身心放松。

3. **呼气**。时间为吸气的两倍。自鼻腔呼气，速度缓慢，从胸部向腹部进行，持续 8 秒。

4. **屏息**。在呼气结束之际，屏住气息 4 秒，随后再从头开始。

三角呼吸法＋四角呼吸法的练习如图所示：

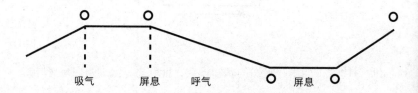

在这里，吸气和呼气的过程总是非常流畅的，并不急促。几分钟后，便会感觉到由呼吸暂停而产生的发热感。当然，不要超越自身的极限。对于职业运动员而言，这是日常训练的一部分，运动表现会因此得到极大的提升，但他们常常在教练的谨慎指导下开展训练。

一般水平的人开展这个练习时也要以简单、无压力的方式进行，不用挑战自我，也不用着急，以平静和舒适的心态去做，很快就会得到期待外的益处。特别是那些希望在日常生活中有更好的表现的人，如面对一份高压的工作、一场重要的比赛或考试，甚至是一个自身生存的艰难时期的人，简单的呼吸控制就可以告别焦虑或恐慌的状态。谁都可能遇到心跳剧烈、无法控制的慌乱感，或口干舌燥、烦躁不安。因此，通过简单的屏息来控制呼吸，会刺激迷走神经，减缓脉搏，增强肠蠕动，还可治愈便秘。

这就是为何要建议焦躁的人去慢慢地、深深地、完整地进行呼吸，同时伴有短暂的、有意识的闭气停顿。

我没有特意谈及这项训练的时长，因为时长是最不重要的部分。想要掌握良好的呼吸节奏，就必须全身心地投入，花费时间练习，以体会那种愉悦感。因此我们要充满热情、坚持不懈、有条不紊地练习，直到呼吸的节奏变得稳定而协调，不再需要专门通过数数来控制。训练呼吸是一件事，学会呼吸则是另一件事。记住，呼吸不应受忧虑与急躁所束缚，它是不知疲倦、连绵不断的，就像大海。

笑得越多，呼吸得越多，就越幸福

正如我在前文已经说过的，日常生活中，我们需要把呼吸和积极性结合起来。这种结合是富有能量的，会使我们活得更好！

最近，来自积极心理学家肖恩·阿克尔（Shawn Achor）的研究（基于严格的科学观察）发现，最成功的人是那些快乐的人。身心在处于积极状态时显然比处于焦虑、压力等消极状态时运行得更好，同时智力、创造力和精力都会提升，在各种类型的纪录中会创下优异的结果。处于积极状态的大脑生产力提高了31%，在销售领域成绩增加了37%；处于积极状态而非消极、压力或冷漠状态时，医生的诊断准确率和细心程度提高了19%。笑，除了可以展现我们积极的生活状态和帮助我们改变对问题的看法外，还是释放收缩的横膈膜，使之完全放松并保持呼吸训练效果的极佳方式。可以在两次大笑之间检测横膈膜的运作方式，你会发现，横膈膜被带往高处，肌纤维完全放松，以为接踵而来的短促呼吸做好准备。

大笑会降低压力水平，并为我们提供面对压力的新途径，甚至会促使压力持续减少。它引起的效果是多种多样的，而且已经得到科学研究的证明：连续笑10分钟可以减轻压力，因为它可以降低体内的皮质醇水平，帮助身体产生更放松的感觉。笑会引发内啡肽和5-羟色胺等物质的释放，这些物质除了能减轻压力和消极情绪外，还会产生长期的放松效果。好好地呼吸一下并且大笑吧，呼吸是有趣的，而一个微笑更是毫不费力。它们都会给自己和他人带来意想不到的诸多好处。想想呼吸的可能性所给予我们的巨大优势。空气是免费的，我们不必购买，而且甚至不需要缴税；呼吸很容易，每个人都可以在任何地方呼吸，不需要设备或技术服装。这就好比，在我们出生之时，一辆汽车的钥匙就交给了我们，而我们将终生拥有它。在知道将不会有其他可替换的车辆的条件下，我们应该怎样对待这辆"汽车"呢？这也是我不断对自己强调的：生命只有一次，不可能重来，因此，我试图以最佳方式来对待自己。方式之一就是笑对生活、笑对自己、笑对他人。在微笑带来的一系列好处中就包括让我们呼吸得更好，因为当我们微笑时，鼻子底部会变宽，鼻孔直径会增大，从而增加了吸入的空气量。

　　所以，多点微笑吧！它毫不费力却给予我们良多。

4

我们是如何呼吸的

呼吸表现了一个人的情绪状态：一个放松的身体会以缓慢、平静、不明显的方式呼吸；相反，一个焦躁不安的身体会呼吸短促、紧张，并且常常屏住气息，尤其是处于不知如何调节的情况下。在这些年里，作为呼吸教练，我遇见了很多人，并且观察了他们的呼吸方式：是"高"还是"低"、频率和深度如何，并将呼吸与说话的方式——有无停顿及时长差异——以及面部表情联系起来，与姿态及挛缩联系起来。这些细节可以展现一个人的精神状态。同样地，在我的法医工作中，我经常需要与受害者亲属交谈，发现他们的精神痛苦通常会影响其呼吸方式。

每种精神状态、每个躯体变化都与呼吸有关，呼吸成为反映我们的个性、掌握和管理生活的能力的极为准确的指标。想想自己感到焦躁不安的时候是如何呼吸的？会透不过气吗？是否气喘吁吁？做什么可以冷静下来？听到过多少次"深呼吸，一切都将过去"这句话？——这也是呼吸能深刻影响心情并可使之恢复平静的证据。

通常，人类在休息状态下，每分钟呼吸约 16 次，每次呼吸平均持续 4 秒，其中 2~2.5 秒用来吸气，1~1.5 秒用来呼气。心率和呼吸频率之间有一个非常直接的关系：如果我们把呼吸次数乘以 4，我们就能得到心跳的次数，呼吸频率的增加与心跳比例的增加相对应。频繁的呼吸表明人正处于激动状态，小小地警示我们：我们的身体即使不是在跑步也需要很多空气！呼吸如同我们内心平衡状态的石蕊试纸，是如实展现的情绪指标，同时也向我们揭示身体是否健康。必须学会倾听呼吸，以及我们自身。当呼吸波动时，大脑会混乱，而当呼吸安定下来时，大脑也会变得平静。

空气在我们体内的旅行

在上一章我提到一些呼吸生理学方面的知识，这些都是值得探讨的。

我们呼吸的空气不是一种纯粹或单一的化学物质，而是气体、微观固体和液体颗粒的混合物。其主要成分是氮气，它几乎占空气的五分之四（78.08%），而氧气占空气的五分之一多一点（20.94%）。氮是蛋白质（生物主要成分）的基础元素之一；氧气是空气中的化学活性成分，对于燃烧及动植物呼吸是必不可少的。

此外还有氩气、氖气、氦气、氪气、氙气，总量占空气的0.94%；而二氧化碳仅占 0.03%。尽管二氧化碳以极其微小的比例存在，但它却扮演着至关重要的角色：绿色植物通过叶绿素的光合作用吸收二氧化碳，使之与水中的氢结合，以此产生自身生存所需的营养物质，同时释放氧气，维持一切动物的生命。地球上一半的氧气是由太阳照射到的地表水中的浮游生物产生的，这同样是通过叶绿素的光合作用完成的。森林与海洋可以说是地球之肺。

氧气是一种无色、无味的气体，是我们生命的"燃料"，它的持续供应对于我们身体中的细胞将营养转化为能量的过程至关重要。简而言之，氧气是维持人类新陈代谢最重要且最基础的元素：缺乏氧气，人体将无法运转。

为了生存，有机体消耗氧气并产生二氧化碳。前者被吸收；后者则会被排出，它无法被利用，而且若是累积起来可能会有害。氧气的消耗与二氧化碳的产生是两个密切相关的过程，在有机体与外界进行气体交换的过程中所涉及的机制就叫作呼吸。

呼吸的效率越高，人们就能在身体内积累越多的能量。但是，要使氧气进入使用它的细胞，并消除二氧化碳，只凭肺系统的良好运作是不够的，同时还需要肌肉、心脏和神经系统保持良好的效率。简而言之，氧气可使这辆"汽车"前进，但我们不能缺少"发动机""轮胎"和"传动装置"。

不过，先让我们往后退一步。

在到达肺部之前，我们呼吸的空气通过鼻咽部，也就是我们喉咙的上部，从这里往下通过咽部，实际上就是喉咙。我们无法看见空气，但我们能够感知它。如果我们半闭双眼，将注意力放在鼻孔上，就如同令人愉悦的香味使我们陶醉一般，我们会感知到空气的经过。而如果我们更加专注，我们还会感受到它经过喉咙。

我可以传授给大家一个更易感知这种愉悦感的小窍门。

面对镜子，张开嘴巴，伸出舌头。现在有两种可能性：如果我们通过鼻腔呼吸，我们将看不到任何变化，听不到任何声音。相反，如果我们试着用口腔呼吸，我们将看到舌头神奇地垂下、软腭升高，我们将感受到喉咙处的凉爽感。

腭由两部分组成：硬腭和软腭。当舌尖靠在门牙后面时，我们会感觉到硬腭。如果将舌头向后滑动，会感受到凹凸不平的一片区域，这就是腭皱襞。当对其进行刺激时，会有些发痒，接着便是更为坚硬的表面。如果能再向后卷起舌头，最终会触摸到软腭。软腭像一道帘子，在输送空气时打开，在防止食物从口中进入鼻腔时处于闭合状态。总而言之，它是个小小的控制塔，将空气通道与食物通道分开。

在软腭的深处有个肉茎，如果试着去触摸它，就会激发呕吐。并且，它如同闸门一般可以升高和降低。当我们用口腔呼吸时，会看到在它之后有一个空间打开：这就是咽。每次用口腔吸气时感觉到发凉的部位就是它。

接下来进入咽喉，空气必须通过咽喉，再通过气管朝肺部方向而去……

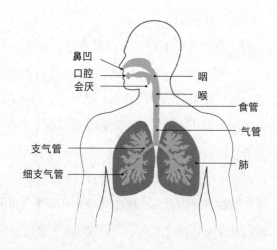

　　不过要注意，进入喉咙的空气可能会误入歧途。它会碰到一个岔路口，后方的一条路——食管，只在我们吞咽时打开；前方的另一条路——气管，直接将空气导向肺部。如果一些空气偶然、意外地或自发地进入了食管，就会打嗝。例如在给幼儿喂奶时，他们会将奶连同一些空气一起吞咽下去，因此会出现打嗝现象；或者是更加显著的成人的打嗝，这是一同吞咽下空气、食物或液体，尤其是碳酸饮料而造成的。在一些群体中，"满意嗝"表明对可口饭菜的赞赏；不过饭后打嗝与文化习俗并不相关，因为与食物一同被吞咽的空气总是需要被释放出来的。最后我必须指出，对于做过喉切除术的患者来说，自主性打嗝是一种交流方式，他们利用的是胃里的空气而不是肺部的空气。

　　此外，还有一种关于打嗝的有趣现象。青春期的孩子们会刻意打嗝，大口吞咽空气，以此放大打嗝的声音……

　　如果空气进入正确的通道，那么它之后会经过喉，与会厌交错而过。吞咽时将一只手放在喉咙上，就能轻易识别出会厌，手能感觉到它在移动。它的功能极为重要：它位于声门之上，是形如勺子的盖子，它可以张合气管，保护着声门。当人们呼吸时，会厌保持打开状态，将空气输往声门并从声门输送到气管；当吞咽时，会厌关闭气管入口，避免固体或液体食物到达肺部，对其造成损害。当某物——食物、水或者仅仅些许唾液误入其中时，我们会体会到一种令人难受的窒息感。发生了什么呢？会厌开了小差，因而没有及时关闭通道。此时我们的身体会出现防御性反应，如疯狂地咳嗽，以此将外来物体驱赶出它本不应该进入的通道。

　　在会厌下面是喉部，它由声带和某些软骨部分组成，这些区域被称为声门。通过声带，我们可以尖叫、唱歌或说话。相应地，声门可以打开和关闭通向气管的空气通道。为了更好地理解，我们来举一个实际的例子。

- 嘴巴张开，连续不断发"啊"的音：啊啊啊啊啊啊啊啊啊啊啊啊啊啊。空气经过声门使声带振动，发出声音。
- 嘴巴张开，间断发"啊"的音：啊——啊——啊。
- 声门开了又关，当声门打开的时候，你的声带会振动，从而发出声音。
- 现在保持嘴巴张开，只持续做出发"啊"音的动作，但并不真的发出声音。如果你听不到任何声音，而只是正在呼气，那么你是以正确的方式进行着练习：伴随着声门打开，你仅仅排出了空气，但无声带振动。同样的方式也适用于间断地发"啊——啊——啊"音。

简而言之，声门相当于一个小型断头台，但它只切断空气的通道，进一步保护肺部。从声门向下几乎是完全笔直的：真正的空气高速公路出现了，那就是气管。

这条通道，长 12~14 厘米，导向低处，在那里呈倒 Y 形一分为二，即支气管，一条在右一条在左，它们最终插入两侧肺叶。两侧肺叶是不同的：右肺叶比左肺叶稍微大一点，因为左肺叶要容纳部分心脏。我们可以将肺部想象为两块柔软的希腊海绵，形状类似金字塔，顶端朝上。支气管在其内部越分越细，直达最终目的地：肺泡。

我们可以将肺的所有空气通道系统想象成一种美丽的海洋珊瑚，

它们从核心往顶端发散，越来越薄，最终形成直径为 0.2 毫米的肺泡。而正是在肺泡内部，发生着氧气与二氧化碳、血液与空气之间的气体交换。氧气被捕获，并通过毛细血管（即包围每个肺泡的血管），在血液中开启走遍全身的长途旅行；血液反过来又将二氧化碳释放到肺泡中，肺泡开始将其排出体外。

由于这是一个装配良好的系统，由血液输送的氧气被用于所谓的克雷布斯循环，此循环会引起一系列的化学反应。其中，通过水与酶，将我们吞咽的食物，或更确切地说将营养物转化为富含 ATP（三磷酸腺苷）能量的分子，我们可以将 ATP 定义为细胞的"电池"。

呼吸的器官：鼻腔

在瑜伽呼吸控制法里，鼻腔是吸收普拉纳——生命能量——的主要器官。

一般来说，在呼吸阶段应仅仅使用鼻腔，但实际上也可能会用到口腔。根据我的经验，我会根据目标调整呼吸类型：学会呼吸是一回事，学会调整呼吸是另一回事，使信息接收者能够明白所做之事又是另外一回事。除了共同的基础之外，不同的人差异很大，特别是不同年龄的人。婴儿生来就会用腹部呼吸，我们不应丢掉这种与生俱来的能力。对于焦虑的家长、情绪激动的学生、不知道如何应对压力的专业人士或专业运动员来说，情况各自不同。每个人对不同的运动项目，如游泳、赛跑、骑行、空手道、击剑等，也有特定的要求。

我会从医学和体育运动的角度，对所有这些情况中鼻腔、口腔以及它们在日常呼吸功能中的重要性进行解释。

大自然母亲给了我们鼻腔，显然是有一定道理的。对有些人来说，用嘴呼吸是正常的，没有什么不对，这是从小就会的能力。我想用一个非常强烈的画面来进行解释：从口腔呼吸就如同用鼻腔进食一样"正常"。由于呼吸对于生存必不可少，为防止在不能用鼻腔呼吸的情况下出现窒息，大自然赋予了我们一个后备器官：口腔。人们应该只在极端情况下才通过口腔呼吸；在正常情况下使用后备器官是完全不自然的，但不是病理性的。

但鼻子不仅仅是用来呼吸的，它还有嗅觉功能。如果给我们正专注于捕捉来自厨房或花的怡人气味，感受一种愉悦的满足感和幸福感的神情拍张照片，会看到，我们的鼻孔扩大成了马鼻。因为嗅觉的感官位于鼻孔上部，当我们仅在呼吸时，只有少量空气能够抵达感官；然而，如果我们嗅到某种喜欢的气味，那么在打开鼻孔的同时我们会将气流转向高处，将其引往那些特定的感官区域，增加刺激强度。它们实际上会增加呼吸的愉悦感！

也许不是所有人都清楚，80% 的味觉取决于气味，而不是舌头上的味蕾。患严重感冒且鼻塞时，我们无法完全感知所吃食物的味道。

让我们回到呼吸上来。据估计，在平静、正常的呼吸中，每分钟有 15 升空气通过鼻子。

对于吸入的空气，鼻子不是被动的通道，而是空气到达肺泡的最佳途径。我们拥有一个完美的空气调节器，它有 3 个主要功能：

- 过滤
- 加湿

• 加热

当空气进入鼻腔时，它首先会遇到一些毛，即鼻毛。它们可能确实很丑，尤其当它从鼻孔露出时。然而在鼻腔内它们对于过滤空气、阻拦杂质十分有用。在第一道屏障之外，空气与涡轮状的鼻甲骨相遇。顾名思义，涡轮的功能是制造湍流，以便加热空气，使其尽可能接近体温。人类的身体像是一辆细节精密的神奇汽车，而鼻腔则是世上最好的空气调节器。无论外部气温如何，鼻腔都能够为我们的肺部提供恒温的空气。最后，整个鼻腔的内表面、黏膜会产生黏液。黏液除了因含水而能够加湿空气之外，还会产生不同的酶，其中包括溶菌酶，它能杀死空气中的细菌。

在空气的整个通行过程中，鼻腔并非孤军奋战，而是有"窦"作为支持。那是我们所有人都拥有的凹陷，它们位于颅骨内，并且通过极小的导管与鼻腔连通，在鼻腔对空气进行加热、加湿和清洁时提供帮助，减轻颅骨的负担，并且为我们的声音增添独特的印记。因此，当我们感冒严重时声音会改变，变成"瑜伽熊"（同名动画电影中的一只熊）风格，也可能感觉颧骨和前额疼痛，因为上颌窦和额窦正位于这些地方。

此外，即使没有感冒，某些时候，我们也可能会呼吸得更好。事实证明，鼻孔实际上是轮班工作的：当右侧工作时，左侧虽然不会完全停止工作，但也会部分停工；反之亦然。这一机制可以为我们的身体自然地节约能量。

鼻屎

你是否曾好奇鼻腔每日产生多少鼻涕？数量是巨大的：几乎 1 升，在生病时还会翻倍。鼻涕，由上颌窦和额窦产生，主要由水组成。我们每人每天平均吸入约 1 万升的空气，以及伴随空气的无数外来物体：刺激物、过敏原、微生物、灰尘。它们首先被鼻毛过滤，然后被覆盖内鼻表面 160 平方厘米的黏液截留，这些黏液向空气中释放 95% 的自身重量，即水，使外来物湿润，并将其推向喉咙，随后被胃酸吞噬并消灭。

不过如果鼻涕在完成它的旅行前失去水分，那么它会困在鼻腔，脱水、变干、变硬，并且附着于鼻孔，这就是鼻屎。

鼻屎由一种名为黏蛋白的蛋白质组成，能够容纳抗体、脂类和杀菌酶，杀菌酶可以帮助鼻腔抵御细菌。

据统计，我们每人每月会产生一杯以上的鼻屎。

威斯康星大学（Wisconsin University）的研究员通过向戴恩县（Dane County）的 1000 个居民分发调查问卷，对鼻屎的"命运"进行了研究：90.3% 的鼻屎粘在手帕上，28.6% 被弄掉在地板上，7.6% 被抹到家具上，甚至有 8% 被吃掉。事实上，研究员们评论道，"吃掉"是一条捷径，因为鼻涕的命运本来就是进入胃。正是出于这个原因，如果被吞咽的话，鼻屎对身体是无害的。事实上，奥地利肺科医生弗里德里希·比辛格（Friedrich Bischinger）认为它们是有益健康的，因为它们能激发人体的自然防御，也因为它们富含钾、钠、钙和氯，以及碳酸、蛋白质、碳水化合物和脂肪。

我是说，挖鼻子也是有益健康的。它被认为是一种很好的减压方式，因为它可以消除无聊和焦虑，缓解紧张。但前提是要小心。

鼻腔卫生与预防保健措施

从未将手指伸到鼻子里的请举手。

小时候我们听到过多少次这样的话："不要把手指放到鼻子里！"而时至今日，我们仍可以看到一些成年人停在红绿灯前，努力地"挖"着鼻孔里的"宝藏"！

这种习惯确实十分普遍。发表于《临床精神医学杂志》(*Journal of Clinical Psychiatry*)的一项科学研究表明，世界上 96.5% 的人每天将手指放到鼻子里至少 4 次，他们是将其作为抗压的一种方式，也是因为无聊或想保持鼻腔卫生。

不过，当对鼻腔的探索变得令人着魔时，即把探索频率增加到每天约 20 次时，就会被称为"强制性挖鼻综合征"。这是一种出现在约 7.6% 的人中的现象，它能够引起鼻腔里的细小血管破裂，从而导致流鼻血和鼻黏膜发炎，指甲不断的抠挖会造成微小的表皮脱落。

我们可以使用简单且自然的方法正确地清洁鼻腔。我要提醒一下，正确清洁鼻腔不仅可以使我们更好地呼吸，还能减少细菌、黏膜炎及感染的扩散，防止它们经过鼻腔上行至扁桃体、耳朵、咽与喉。

最简单的方式是每次让一边鼻孔出气，同时堵住另一边，不要过于用力。如果太用力地让两边鼻孔都出气，会造成动脉压突然升高，以及头晕。近来的研究甚至表明，像擤鼻子这样一个简单的动作，如果方式错误，也会成为脑出血的八大诱因之一。此外，如果一直用力地出气，可能会使一些鼻涕进入咽鼓管，这是一条连接鼻腔上部与中耳的小小管道。这样一来也许会给我们造成"气压伤"，引起轻微而恼人的耳膜损伤，在更糟糕的情况下，还会引发中耳炎。

另一个极佳的清洁方式是洗鼻，尤其建议给还不懂得有效清洁鼻腔的新生儿和孩童使用，当然也能为成人所用。鼻部清洗是将一些生理溶液注入鼻腔，这些溶液从一边鼻孔流到另一边，可减少并治愈鼻塞、感冒引起的喷嚏、花粉过敏及鼻涕过量。就我个人而言，我不建议使用那些喷雾剂式产品，而是用一种更自然的方式清洗和冲洗鼻腔组织。如果你愿意，可以自己准备洗鼻的溶液：烧半升水，当其冷却时，在水里溶解稍微少于一咖啡勺的食用海盐。等到水温与体温相近，即 36℃~37℃，就可以开始冲洗鼻腔了。怎么冲洗？用一个小型注射器，当然不带针，将水先注入一边鼻孔，然后是另一边。如果你是瑜伽爱好者，那么最合理的就是购买印度水壶，这是用来进行清水洗鼻，即鼻部淋浴的典型茶壶。

我强烈建议大家养成这种良好的洗鼻习惯，它简单、容易且经济，每天重复一次，但要远离就餐时间，因为一开始有些水会进入喉咙里去。记住，先堵住左鼻孔并进行一个完整的呼吸循环（即先呼气后吸气），然后再保持右鼻孔闭合，重复此呼吸循环。

我不建议在一个重要会议前进行清洗，因为隔半个小时或一个小时，水很有可能还会从鼻腔溢出。不用担心，这是完全正常的。不要因此放弃。如果养成每天洗鼻孔的习惯，然后像上面所展示的那样把鼻子擦干净，我们就会远离感冒、流感、季节性疾病，甚至过敏也会减轻。体育爱好者常会使用通气鼻贴，这是一种用在鼻翼处的胶布，可以扩大鼻孔，让呼吸更顺畅。这些"外部扩张器"对于有打鼾问题的人也十分有用。最好通过专门的耳鼻喉科检查来评估鼻腔的流动效率。但总体来看，这些小胶布（其中一些是薰衣草香型、薄荷香型或是桉树香型），确实可以给人带来愉悦之感。

如果进行的是耐力型运动，如游泳、跑步和自行车这样的长距离运动，可以建立"内部扩张器"，即可以从内部打开鼻孔。科学证据表明，比起传统的胶布式通气鼻贴，这些内部机制的改善作用要高38%。

如果大家看见我在夏天也戴着一顶羊毛帽闲逛，不要担心，这很正常！对于所有像我一样热爱既含氯又含盐的水的人来说，吹干头发和用合适的帽子保护头部的习惯，会减少鼻涕的产生及由呼吸系统负担引发的发炎问题。

在"健康与预防措施"这一话题的结尾部分，我们来谈一谈饮食。某些食物能够促进鼻涕的产生：牛奶、奶制品、软奶酪、奶油、小麦制品、白米，以及任何的工业加工品，比如动物油脂和动物蛋白。建议食用生鲜蔬果，其中无花果、葡萄及柑橘类水果在减少鼻涕方面的作用尤为显著。

最后，在健康方面，我要分享一项我的夜间乐趣：饮用能改善呼吸的饮品。它令人放松，使人愉悦，且有益健康。

～ 改善呼吸的饮品 ～

一杯量的配料：

- 300 毫升水
- 5 厘米长的新鲜生姜
- 1 小勺姜黄粉
- 4 个小豆蔻的果实
- 半个柠檬的汁
- 1 大勺桉树蜜

方法

将水煮至沸腾，把去皮切片的生姜、姜黄粉及从小豆蔻果实中取出的种子放入水中，浸泡7~8分钟。用漏勺过滤，将水倒至杯中，加入柠檬汁和桉树蜜。

饮料已准备就绪，只待品尝，不过不要忘记秘密配料，那就是准备饮料之人的爱！这是我的私家配方，大家可以用别的蜂蜜，槐花蜜也不错。

这是我最爱的饮品。我习惯用我的蝙蝠侠杯喝它，蝙蝠侠是我最爱的超级英雄；或者用猫王杯，猫王是我的音乐偶像。这个饮品的成分都是货真价实的健康物质。

为何这份饮料如此特别？让我们分析一下每种配料，来发现它们的特性。

生姜：生姜有助消化还能避免形成肠气，是一种治疗恶心感的极佳药物，它有助于化痰、减轻感冒症状与喉咙痛；在肌肉疼痛或是关节疼痛的情况下，生姜是有效的止痛药和消炎药；生姜富含抗氧化剂姜辣素，有助于加速新陈代谢，降低血液中的血糖和胆固醇水平；最后，生姜会增强男性活力，或许这就是我的爱人常常给我准备这个饮料的原因吧。

姜黄：姜黄具有抗肿瘤效果，同时在治疗关节疼痛和流感中有消炎功能。姜黄素的存在使它成了一种强大的抗氧化剂，因为姜黄素能够将自由基转化成无害物质以供给身体。姜黄会改善肠胃的运转功能，为肝解毒，而且有利于人体消化过量脂肪，降低胆固醇。由于姜黄的免疫刺激行为，它还能增强身体的免疫能力。

小豆蔻：小豆蔻具有助消化特性，它会减轻胃痛及肠道问题，是一种治疗感冒咳嗽的药物，并且会加快新陈代谢，因此代理着"脂肪燃烧者"的工作。在牙痛及牙龈发炎的情况下，小豆蔻也显得非常有用，而由于香味清新，所以还可以消除口臭，保持口腔清新。

柠檬汁：柠檬汁富含具有抗氧化作用的维生素 C，会刺激肝部，有利于排除尿酸，促进肠道蠕动，利尿，还具有抗菌解毒的功效。

桉树蜜或是薰衣草蜜，除了可作为饮料的天然甜味剂之外，还具有止痛、止咳和化痰的效果，因此可用于缓解呼吸器官疾病，如感冒咳嗽。此外，蜂蜜含有抗氧化物质，尤其是黄酮类化合物，它们可以减少自由基——细胞衰老的罪魁祸首。

学会呼吸　第三课
交替呼吸法

这项练习在瑜伽体系中非常有名，不过我把它推荐给了所有人，因为它确实令人惊叹。在我进行屏息比赛的时光里，它给我带来了强有力的支撑：穿上潜水衣之前，我利用这项练习来找到正确的集中精神的方式，从而去平衡我的呼吸。

然而在对该方法进行解释之前，我想先讲述一件奇闻逸事。

也许并非所有人都认识世界上最著名的自由潜水专家雅克·马约尔，他是意大利人恩佐·马约尔卡的"死敌挚友"，而恩佐是海洋的象征，自由潜水界的标志性人物。在我的职业生涯中，我有幸遇到他们并有过一些交往，我与已故的恩佐联系更为紧密。1997年，我与翁贝托·佩利扎里在加勒比地区参加过一系列的训练，到场的自由潜水者还有马约尔。当时我在船上的人群中看到了他，之后他走到一旁并开始练习这种特殊呼吸，几分钟之后，他穿上旧橡胶脚蹼，跳入大海并轻而易举地到达令人难以置信的深度，我对此惊叹不已。我不断向自己发问："这个小老头究竟是如何长时间处于屏息状态的？他年纪几乎长我两倍呢！"那时，我初进这个圈子，非常依靠我的"青春力量"。然而很快我领会到了其中的教育意义，我试着去理解那个"小老头"所做之事，去研究他为什么这么做，并且对其方法进行实践。我当时是一个年轻的医学生，我通过练习瑜伽，来探索让我也能长时间屏住呼吸的方法。我曾对那种呼吸法感到好奇，它启发了我，刺激了我，因此，我后来开始参加比赛时也采用了该方法。

如今，人们对于这种方法的了解比那时要多得多。鼻道交替呼吸法有着广泛的功效，从压力管理到精神集中以及注意力提高，再到哮喘治疗，甚至还可以改善记忆力等，这确实令人难以置信。

瑜伽修行者们曾在鼻腔内发现了能量的主要导体，并立即明白了每日做鼻部淋浴以清洁鼻腔，并通过这项简单而有效的呼吸练习去解放鼻腔的重要性。当然，如果存在鼻中隔严重偏移、鼻息肉、鼻甲骨非常明显，或者鼻炎发作且鼻涕过量产生等情况，就需要通过其他方式治疗。

你是否曾在一场考试前或是一次重要会谈时感到鼻塞，即使你当时并没有感冒？无法呼吸的感觉是多么令人烦躁啊！鼻道交替呼吸法在这些情况下能发挥很大作用，而一旦掌握了它，就能在适当的时刻使用它。准备好了吗？

- 首先，找到一个舒适且放松的姿势，同时保持脊柱挺直。不同于其他呼吸练习，进行这项练习时不建议呈仰卧姿势，这容易让鼻腔更加堵塞。最好保持坐姿，站姿也可以。
- 将右手大拇指放在右鼻孔上，食指与中指置于前额，无名指与小拇指放在左鼻孔上，右肘靠近身体右侧。
- 集中精神并进行第一次深度鼻呼气，不要堵住任一鼻孔，随后进行深度鼻吸气。

然后开始练习：

大拇指压住右鼻孔，同时用左鼻孔进行缓慢、无声且深度的呼气，在呼气结束之际马上开始缓慢且深度的吸气。在吸气最后压住两边鼻孔不超过 1 秒；然后用无名指与小拇指压住左鼻孔，轻轻移开大拇指，放开右鼻孔，并且进行缓慢、无声且深度的呼气，随后是依旧缓慢且只通过左鼻孔进行的吸气。在吸气结束之际，压住两边鼻孔不超过 1 秒，随后重新开始上述步骤。

一开始，手指和呼吸可能不是很协调，但是一旦你理解了其中规律，它将非常容易上手；最重要的是，它是可重复的。在练习前，不要忙着在吸气与呼气之间确立精准的比例，仅仅需要注意降低呼吸的速率。当你可以轻而易举地进行这项练习时，再试着去平衡吸气与呼气的时长。

交替呼吸法练习示意如下图：

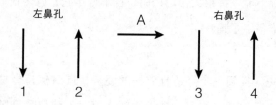

依旧从堵住右鼻孔开始。

1. 呼气

2. 吸气

A. 压住两边鼻孔，进行不到 1 秒的短暂屏息，随后堵住左鼻孔并松开右鼻孔。

3. 呼气

4. 吸气

然后继续，先压住右鼻孔，如此循环练习，每次都从 1 开始。

注意：研究表明，仅从一边鼻孔呼吸会刺激相反侧大脑半球的活

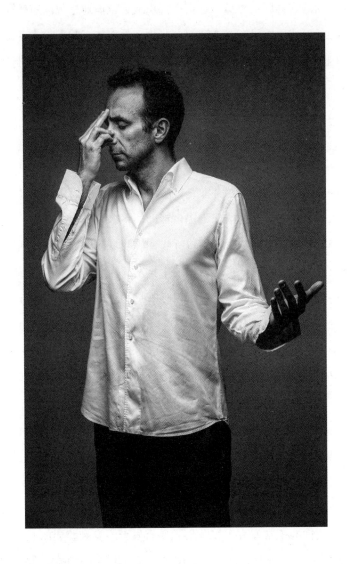

动。进行冥想会使右侧大脑皮层的特定区域变厚。由于大脑半球与鼻循环之间的这种联系，鼻循环会有意识或无意识地呈现以左鼻孔换气为主导的形式。这里有一个建议：当你正处在堵车状态，或者出于某种原因耐心将被消磨殆尽时，可以压住右鼻孔并用左鼻孔进行呼吸，以激活右脑，获得可预见的镇静效果。

呼吸的器官：口腔

我们已经知道，口腔并非是呼吸的主要通道，而是次要通道：这是一条后路，在必要的情况下提供帮助。将口腔作为呼吸的主要通道是个严重的错误。幼年时期用口呼吸，表明身体出现了某种问题，如果被忽视，可能会对孩童的面颅的生长发育等造成一系列的影响。

科学研究充分表明，儿童的口呼吸是"心理—神经—内分泌—免疫失调综合征"最明显的后果。这一切都源自成年人的生活习惯，结果影响到了孩子。意大利预防口腔呼吸协会（AIPRO）进行了一项令人难以置信的文献研究，以揭示用口腔呼吸的儿童为何不能通过鼻腔正常呼吸，并对由此引发的相关问题进行了研究。从父母在怀孕期间的不良习惯，到两岁之前缺乏母乳喂养，再到从添加辅食的第一阶段开始只吃软的、煮熟的、人工的食物；从自1岁起惯用抗生素和消炎药，到从孕期开始就长期接近人造电磁场（如家电、电脑、手机等）；还有经常和长期使用奶嘴和奶瓶等用品，这些可能会改变面部肌肉和呼吸协调性的正常发育，以及导致感官发育不良和脆弱的心理问题；同时还有与自然物理刺激（如太阳光、风、土地等）的接触减少甚至是缺乏，以及运动性活动减少等，这些都是原因。患呼吸功能障碍的幼童会显现出体态反常，这会导致颅骨及脊柱的不良发育，同时还会带来需要正畸医生与语言治疗师治疗的口腔问题。我有很多次听到孩子们不会正确地发音。

如果忽视这一点，青少年和成人就会容易患上感冒、鼻炎、中耳炎、扁桃体炎、腺炎、哮喘、结肠炎、多动症、抑郁症等疾病，也更易出现晕车、便秘、头痛、学习困难、记忆困难、注意力下降、夜间打鼾等问题，同时身体特别容易过敏。顺便说一下，一项研究指出，张着嘴睡觉的人患蛀牙和牙龈疾病的可能性更大。小心，牙医很贵。虽然在幼童发育阶段可以通过指导正确呼吸进行有效的干预，但在成年时就很难做矫正性的干预了。此外，运动员们普遍认为只能用嘴呼吸，因为他们用鼻子呼吸的话效果不好。我们要打破这个认知！

首先，当人们用口腔呼吸时，就会缺失所有与鼻腔有关的调节功能：加热、加湿及过滤空气。此外，在口腔中我们没有嗅觉，只有味觉，但只有味觉是不够的！一份佳肴要先观，后闻，最后才是进食。

用口腔呼吸毫无疑问更为快速，因为空气走过的路程更短，然而呼吸也必定更浅，可能仅限于肺部的最高处（所谓的"锁骨部分"），因此，进入肺泡中的氧气较少。

当用口腔呼吸时，吸入与呼出的空气容量显然比用鼻腔呼吸时多，将口腔打开的直径与鼻孔的直径进行对比就足以看出。当进行剧烈的身体活动或是处于压力状况下时，人们会通过口腔呼吸快速获取更多的空气。然而即便是在这种情况下，也需要留意避免下颌骨过度张开，虽然这样会使得口腔直径增加，但伴随着颈部肌肉的收缩，声门的通气空间就会减少。因此，通过的空气比我们认为的更少。保持口腔打开的同时还需要留意头部的姿势，如果头部移动得太过向后或向前，空气的流通会减少。

除了我们在运动中进行呼吸恢复时会看到的情况外，口腔呼吸给我们带来的唯一的真正好处是，通过使用嘴唇和舌头，我们可以更大程度地改变空气流动量。

这一点不容忽视，尤其是在学习呼吸技术的过程中。我通常会将呼吸分为两个阶段：吸气和呼气。第一阶段通过鼻子，第二阶段通过嘴巴。将嘴唇微张，如同咬着一根吸管，可能会感知到空气的流动，从而能延长呼气的时间。

咳嗽、打喷嚏、打嗝

咳嗽是一种无法控制的反射反应，是在炎症状态下或因某些情况而窒息时，位于第一气道黏膜上的特定受体受到刺激所致。总而言之，它是身体的一种防御反应，始于一个深度吸气，随后接着一个强制性呼气，同时伴随着声门的张合，试图将刺激物从口腔驱除。

美国的一项研究计算出，平均咳嗽一次可以使一个两升的瓶子充满空气，肺部排出的物质可以喷到距离口腔几米的位置。产生的飞沫有3000个且移动速度达75千米/小时。

打喷嚏从喉咙后方的咽喉开始，最多可产生4万个飞沫，其中一些飞沫的速度可达320千米/小时。喷嚏既可以由灰尘引起，也可归咎于气温骤变，或者可能是眼睛暴露在了强光下。

撇开原因不说，打喷嚏会产生极高的压力，高压如果找不到发泄口，就会导致横膈膜受损、眼睛内部血管破裂、鼓膜受损，以及极其罕见的脑血管破裂。如果不排出受压空气，那么它就会到达颅腔并且引起头痛，甚至是脑出血。最后，如果膀胱非常充盈，努力阻止打喷嚏可能会导致暂时性尿失禁。因此，忍住喷嚏绝对是禁忌！

打嗝就不一样了，它是由膈神经受刺激而引起的反复的、非自愿的横膈膜收缩。

人们听到的"嗝"这一典型的声音，来自每一次横膈膜收缩伴随着的声门的突然关闭。温度升高、快速摄入食物或酒精饮料、情绪发作都会使横膈膜受到刺激，从而导致打嗝。在这种情况下，屏住气息并保持 10~25 秒是最好的，也是最古老的治疗方法。医学之父希波克拉底（Hippocrates）曾推荐过这种方法，它能让横膈膜放松，不过这一操作应当在一次深度吸气之后进行。

学会呼吸 第四课
打哈欠

近来美国威斯康星大学的研究表明，人们不仅会传递无聊的表情，还传递快乐、惊讶、悲伤和愤怒的表情。有多少次我们打了哈欠，而附近某个人让我们不要再打了，因为我们正在传染给他呢！

然而我们为什么会打哈欠？

打哈欠是一种反射，是对刺激不由自主的响应，它是一个深度吸气后接着一个同样深度的呼气，这个过程伴随着口腔"狮形"的怪异张开。对面的人肯定能够清楚地看到我们牙齿之外的东西……有时，当我们打哈欠时，甚至会隐约看见扁桃体，因此，礼貌要求我们在打哈欠时至少将手置于口前进行遮挡。直到今天科学也无法准确解释打哈欠的原因。打哈欠本身是一个古老的行为，存在于脊椎动物之中，因而也存在于鱼类之中，而在人类中打哈欠与压力、无聊、饥饿、疲劳、饱食及睡醒、幸福感和满足感有关。不过我们要注意：如果我们看到河马或猎豹打哈欠，我们最好尽快走开，远离近在眼前的危险情况。因为对它们来说，打哈欠意味着攻击。

就人类而言，有些人认为打哈欠是一种交流同理心的方式，这就是这一行为具有传染性的原因所在。另一些人认为打哈欠是由神经递质（主要是血清素）引起的反射，通过在大脑层面上的作用，它会影响我们的情绪、食欲等。

更令我们感兴趣的观点是：打哈欠是改善体能的方式。这是一个由不少实验支撑的观点，其中一个实验将加热帽或降温帽放在专心观看打哈欠视频的受试者头上。该实验表明，打哈欠可以保持脑温不变，避免其温度过高。相同的结论也有研究人员提出，他们认为打哈欠是调节身体温度的一种方式。此外，人们还认为打哈欠是大脑增加氧合的必要活动，不过这一结论还有待验证。

近来美国一项研究发现，打哈欠是智力水平的一个象征，因为打哈欠的时长也许是衡量大脑重量与脑皮层中神经元数量的有效指标。一般来说，人类完成打哈欠的时长是 6 秒，比其他动物更长，而这可归因于人类大脑结构更为复杂，因此需要更佳的血液循环及更为有效的冷却。可以留意一下，在夏季，当外部温度更接近体温时，我们打哈欠的次数会减少，这与冬季的情况不同。此外，年龄也是有待考虑的衡量标准之一，因为似乎成年人比孩童打哈欠打得更久。

这些仅是导向猜测的研究，这种古老呼吸模式的生理机制仍然是个谜。这些研究唯一的共同点是认为打哈欠是了解横膈膜及其工作原理的第一途径。嗯，是的，正是横膈膜，它对呼吸如此重要，却又鲜为人知！事实上，谈论一个看不见、听不着、摸不到的组织并不容易。感谢打哈欠，让我们能够开始认识它。

像往常一样，让自己处于一个舒适的姿势，躺着或是简单地坐着，背部挺直，下肢弯曲，脚踩于地上，同时遵守我多次提及的简单规则，然后：

- 将双手放在腹部，使右掌心对准肚脐，然后将左手叠放在右手上。
- 伸直双手，肘部紧贴体侧，保持肩膀足够放松。
- 看向地平线，不要绷紧颈部、舌头、前额，同时下颌骨放松。
- 半闭双眼或至少眯起，不要用力也不要蹙额。
- 开始打一个哈欠……也许第一个并不自然且会带有一定程度的强制，这对你而言可能不容易且并非马上可以做到，不过随后你要再打一个，接着再一个，直到至少打3个或4个哈欠为止。

你感受到了什么？

每次打哈欠的时候，你都能感觉到你的手在动，因为腹部在膨胀，轻柔、简单、自然，按压不应用力也不能过轻。相反，带着一种令人愉悦的舒适感，并伴随着从头到脚的放松。

每一次吸气，空气就会进入身体深处，腹部就会膨胀，而后以同样的自然程度与深度从口腔流出，使腹部瘪下去。我们这样呼吸时肺部不动吗？显然是的，或者准确地说，我们正利用横膈膜——呼吸过程中最重要的肌肉——在呼吸。所以，通过横膈膜来了解腹式呼吸的最简单方法就是打哈欠！

~ 改善呼吸的晚餐 ~

我们曾多少次在午餐后，或更糟糕的是，在晚餐后，尤其是饱食之后打哈欠？毫无疑问，营养促进了与饱腹相关的放松感。我们必须非常注意吃的东西，例如，富含碳水化合物的传统意大利面有助于睡眠，食用后会使人比预期的更早打哈欠。正确进食与睡得更好之间存在着科学上已被证实的相互关系。如今，我们已经发现影响睡眠周期的神经递质的激活与我们经常吃的食物之间的联系。尤其是晚餐，对睡眠的影响更大。例如，某些食物含有色氨酸，这是一种我们无法合成，需要通过摄入食物获得的氨基酸，它可影响睡眠周期的血清素与褪黑素的分泌。富含脂肪或碳水化合物的饮食，如可升高血糖峰值的面食会降低睡眠质量。咖啡因与酒精同样如此。

因此我精心设计了理想的晚餐食谱，这是一道健康且能使人少打哈欠、呼吸顺畅、睡得更好的菜肴，是我最爱的晚间菜肴。祝打哈欠愉快……哎呀！祝各位胃口好！

开心果、脆皮三文鱼拌牛油果、橙子沙拉

一人份的配料

- 1 块三文鱼
- 30 克不含盐的烤开心果
- 1 个牛油果
- 1 个橙子
- 特级初榨橄榄油
- 塔巴斯哥辣酱（调味；可用其他辣酱代替）
- 酱油
- 胡椒
- 芝麻盐

方法

先将三文鱼清洗干净，然后加入 1 小勺特级初榨橄榄油、3 滴塔巴斯哥辣酱、1 小勺酱油和适量胡椒，腌制 10 分钟。然后，在三文鱼表面蘸上碾碎的开心果，在不粘锅内用一小勺特级初榨橄榄油每边煎 5 分钟。之后与切成小块的牛油果及切片橙子的沙拉一起摆盘，再滴上几滴橄榄油、几滴橙汁并撒上一些芝麻盐调味。

肥壮的鱼，比如三文鱼，是 Omega-3 脂肪酸的主要来源之一，这种脂肪酸的消炎特性对于改善呼吸功能十分有用。此外，Omega-3 脂肪酸控制着皮质醇（压力激素）及肾上腺素的分泌，同时可降低心跳次数与心脏病发作的风险。开心果也是一种对肺部健康十分有益的食物。一些研究发现，开心果能帮助预防肺癌，因为它们含有一种特

殊的维生素 E——γ-三烯生育酚，它能够使机体有效抵抗肺部的某些肿瘤形成。

牛油果含有维生素 B_1 和 B_2，二者的缺乏会导致急性的压力反应；牛油果还含有单不饱和脂肪酸和钾，它们有助于降低血压，带来好心情。此外，牛油果还含有 β-谷固醇，它可以参与皮质醇的调节。

橙子是人体摄取维生素 C 的来源，我们都知道维生素 C 具有多种特性。

芝麻盐是一种以芝麻和盐为主要成分的调味品，可以相对地减少盐的摄入量。芝麻盐含有人体必需的脂肪酸，如 Omega-6 脂肪酸与 Omega-3 脂肪酸，它还富含磷、铁和钙等矿物质。

5

呼吸与睡眠

小的时候，我们常听到这句话："早点上床睡觉，明天还要去上课。"运动员们也常被建议不要晚睡，因为要为第二天的比赛储备精力！

无论是解决一个难题，面临一场体育比赛、一次大学考试，还是完成一个重要的工作任务，休息和恢复体力都是至关重要的，以便为第二天做好准备。然而，往往事与愿违。比如在体育运动中，如果想赢，就该好好睡觉，但根据对运动员进行的调查发现，他们中64%的人在重要赛事前的睡眠状况比平时还要糟糕，甚至84%的人承认在极其重要的比赛前至少有过一次失眠。直到今天，59%的体育队伍没有制定出任何解决这个问题的策略，这显示出了他们对这一问题的某种轻视。对场上表现的焦虑和因此形成的压力在身体上和精神上给恢复体力带来了消极影响。再加上无法好好休息，恢复精力就变得更难了。

缺乏睡眠或睡眠不足还会造成免疫力的下降，因此，在面对流感、伤风及部分传染病时，我们会更加脆弱。缺乏睡眠会提高皮质醇水平，而皮质醇会阻止磷脂酶——炎症介质分子的产生，没有这些分子，抵抗细菌与病毒感染会更加困难。

美国一项针对篮球运动员的调查表明，连续 7 天有规律、不中断的充足睡眠，可以改善他们在场上的运动表现，尤其是在奔跑冲刺速度和投篮精准度方面。

此外，针对备战里约奥运会的高水平游泳运动员的科学研究显示，临近里约奥运会之时，运动员需要适应巴西的气候及赛程表。为此，不同国籍的许多运动员参加了包括夜间训练在内的准备课程。运动员的睡眠低于身体所要求的生理极限，会导致力量减少、情绪改变和抑郁、神经紧张、精神错乱、易疲劳和易怒。多年来，我们通过完善技术、训练、科学手段来寻求提高运动表现的方法，而睡眠不足确实会严重影响运动员的表现。对于"正常"的人来说同样如此。一个运动员每天训练 6~8 小时，其强度与一个必须上课和学习的大学生，或者那些工作节奏紧张、压力很大，而且持续一整天的人相比，差别不大。

如何顺利入睡

影响睡眠质量的因素有很多，其中包括饮食和生活方式。确实很少见到生活有条不紊的人会有睡眠的困扰，除非他们遭遇其他问题，如焦虑和沮丧。

对于一个成年人来说，至少需要 6 个小时的高质量睡眠。其实从我们躺下的那一刻到我们起来的那一刻算，应该是 7 个小时。睡眠时长与睡眠质量呈正相关。睡眠中断会对此有所影响，而睡眠中断主要是由喝水或上厕所的需求引起的。这些需求，实际上是一种不适，可以通过健康的饮食来控制，或者更确切地说，可通过精细的营养和充足的全天补水来控制。我们也不应低估电视、平板电脑和其他阻碍睡眠的电子产品的不良影响。大家知道读书比上网更有益吗？如果这本书不是特别引人入胜，那它将会是最理想的催眠剂，如同性行为一样，除了让我们消耗热量，还会释放血清素，具有明显的放松效果。不过，在一本关于呼吸的书中，为了帮助大家睡得更好，我能够教授什么呢？答案显而易见：呼吸！

学会呼吸　第五课
分段呼吸法

分段呼吸法具有镇静的作用，即有助于快速入睡和睡得更好，同时可以帮助人体恢复体力，提高清醒度。

为了以简单自然的方式，没有任何强迫地实施此呼吸法，需要：

- 仰卧躺在床上，双臂沿体侧放置。

- 保持眼睛闭合。

- 按照下列规则从鼻腔吸气与呼气：

  （1）进行绵长且不间断的吸气，依次填满腹部、胸部及锁骨上部，然后继续。

  （2）分段呼气：以相反的方式排出空气，从锁骨上部朝腹部进行，持续2秒，然后停下来屏住呼吸2秒，接着重新呼气2秒，之后再次屏住呼吸2秒，直到完全排空肺部。不要刻意用力。

注意：屏住呼吸就是停止呼气，也就是处于屏息状态 2 秒，这就是呼吸的"保持阶段"。

总结说明如下：

由腹部向上进行绵长而不间断的鼻部吸气						
鼻呼气 2 秒	屏住呼吸 2 秒	鼻呼气 2 秒	屏住呼吸 2 秒	鼻呼气 2 秒	屏住呼吸 2 秒	继续直至排空气体

建议重复上表所示过程至少 5 次，这在瑜伽有关呼吸的文献中代表着一个"回合"，也被称为"B 循环"；后面我们将会看到主要用于唤醒的"A 循环"。这是一项瑜伽呼吸控制练习。当经过几日的练习变得熟练之后，会对人体产生重要的影响。当然，可以根据需要对其进行策略性应用。血压正常化和心动减缓（即心率降低），是开启良好睡眠的先决条件之一！

午 睡

午后小憩有助于缓解压力吗？

美国某些企业赞成自己的员工饭后午睡，并且设置了"小睡室"，即用来午睡的房间。因为这些企业认为，这对大脑及工作效率有好处。这有一定的道理。近年的科学研究告诉我们，午后小憩对于每个年龄段的大脑均有益处，不仅仅是对于老年人而言。因为它能增强记忆力，提高清醒度、创造力、反应力、改善心情，同时可减少压力。

　　而最有效的午睡不应超过20~30分钟，以防扰乱正常的睡眠—清醒周期，造成夜里失眠；此外，午睡应在午饭后进行，即13点到15点之间，所处环境应黑暗、安静且没有手机。这样一来，可改善大脑右半球的活动，帮助身体完成一次舒适和健康的休息，并恢复精神体力。醒来之时我们可以更容易地找到在工作和生活中取胜的新想法，以及为运动表现输送新活力。由于午睡可以降低血液中会导致高血压和超重的压力激素——皮质醇的浓度，因此，它不仅对大脑和心脏有好处，对新陈代谢也有好处。

学习呼吸　第六课
心脏呼吸法

　　如果我们想要主宰自己的思想与身躯，就需要在自身与生物钟之间创造强大的联结。生物钟即心脏，它规划了我们每天的情绪节拍与频率。我即将提出的这项练习极为有效，因为通过使呼吸与心脏节奏一致，可以从血液中的皮质醇，即著名的压力激素开始，降低压力的总体水平。

　　当我还是一名大学生时就已经在练习自由潜水了。那时我还处于运动生涯的早期，为了进行这个练习，我用挂在房间里的大时钟的嘀嗒声来计时。通过这种方式，我跟随节奏，专注于呼吸，获得必要的平静，以增加对呼吸的关注度，并将这种关注转移至全身心。许多年过去了，墙上的斯沃琪（时钟品牌）早已陈旧，但我一直坚持做这项练习，它是可以联结自身心跳的基础练习。

像往常一样，我建议采用一个舒适的姿势，最好的方法就是躺在床上，因为心脏呼吸法会帮助你入睡！

- 在你开始之前，需要记录下你的心跳。你可以通过触摸桡动脉搏动来做到这一点，将左手的食指、中指和无名指放在右手腕上，反之亦可，看你怎么觉得舒适。
- 手指留在脉搏之上直至其速率稳定下来。脉搏将会成为你个性化的节拍器。
- 现在通过鼻腔进行一个缓慢而绵长的吸气，同时一如既往地从下往上填满肺部。接着呼气，仍然从鼻腔进行，不过要将呼气分成几部分：保持（屏住呼吸），时间持续 2 次心跳，然后呼气，时间持续 2 次心跳；继续进入保持（屏住呼吸）状态，时间持续 2 次心跳，然后呼气，时间持续 2 次心跳……直到完全排空肺部。

我的建议是不要勉强用力。这是一项可促进睡眠的简单练习。呼气可作用于副交感神经系统，从而降低心跳频率。我们要善于利用这一镇静作用。

我将可采用的方案进行了总结，使之清晰易懂：

由腹部向上进行绵长而不间断的鼻部吸气					
屏住呼吸持续 2 次心跳	鼻呼气持续 2 次心跳	屏住呼吸持续 2 次心跳	鼻呼气持续 2 次心跳	屏住呼吸持续 2 次心跳	保持节奏直至排空肺部

集中精神和保持节奏是这项练习的核心要素：你不能有任何疲劳或勉强的感觉。对于职业运动员来说，情况就不一样了，我会引导他们用这种练习来寻找呼气极限。

在心跳相同的情况下，可通过增加分段的数量来完善"分段呼气"：维持持续 2 次心跳的呼气和 2 次心跳的屏息的同时，为了增加呼气分段的数量就需要减少每段呼出的气体量。不要担心，通常你可能会在仅仅 3 个或 4 个呼气分段内就感到肺部已经排空。随着练习，你会慢慢减少每次呼出的气体数量，使分段数达到 8 个、10 个或更多。

只通过鼻腔进行的呼吸是无声的，呼吸阶段的屏息是通过轻轻地关闭声门来实现的。在你确实很难通过鼻腔呼气的情况下，可以利用口腔：半闭双唇并想象含有一根小吸管，你每次透过这根吸管吹一点点气。你能感知到吹出来的气体应该是微乎其量的，并且气体应当以令人舒适的方式排出！我坚信，在练习的时候你已经昏昏欲睡了……

如何更好地醒过来

近来发表于《神经病学》（*Neurology*）的一项研究指出，睡太多，即经常每晚睡眠超过 9 个小时可能具有消极影响，增加人们尤其是无法保持大脑活跃的年长者患阿尔茨海默病的风险。研究发现，如果结合低教育水平和低智力刺激，风险就会进一步增加。此外，比起每晚睡眠不足 9 小时的人，睡眠时间如此长的人的大脑容量更小。在医学上，"睡眠过多"是指 24 小时内总睡眠时间病理性增加的情况，被称为"睡眠过度"。

有的人在苏醒时更容易激活自身，而有的人却很难起床去面对新的一天，这是正常的。对于那些早上"反应迟缓"并声称在意识到自己是谁和需要做什么之前至少需要 3 杯咖啡来清醒的人，可以采用一些方法帮他们激活自身，使他们平和而快速地醒来。

拉伸是醒来后最适宜的活动：这不仅是一个多赖会儿床的理由，而且是一种对身体有益的活动，可帮助关节恢复功能。随着这个小小的练习，我们可以有效地使双手、双臂、双腿恢复活力。然而这还不够，有一种特定的呼吸练习可以促进代谢激活，也就是说，它可以刺激我们消除睡眠中最后的迷雾。早上醒来后躺在床上，窝在被子里时，我几乎总是要做这个呼吸练习。

学会呼吸　第七课
醒来呼吸法

保持双眼半合，在完成一个深度吸气和一个同样程度的深度呼气后，全神贯注于呼吸之上并开始进行：

- 一个分段式吸气：从腹部朝锁骨上部进行，持续吸气 2 秒，随后停下来屏住呼吸 2 秒，接着重新吸气 2 秒，继而再次屏住呼吸 2 秒，直到完全填满肺部。

- 与上一个步骤相反，进行绵长且不间断的呼气，即从锁骨上部到腹部排空气体。

在这个呼吸法中，屏住呼吸意味着停止了吸气，即吸气暂停 2 秒。下表显示的是一个单次循环：

从上身到腹部进行绵长而不间断的鼻部呼气						
鼻吸气持续 2 秒	屏息持续 2 秒	鼻吸气持续 2 秒	屏息持续 2 秒	鼻吸气持续 2 秒	屏息持续 2 秒	通过不间断的呼气排空吸入的空气

重复 5 次该过程为一个"回合"，其在瑜伽呼吸控制法中也被称作"A 循环"。重复练习几天后，会产生明显的效果与益处。人体可以根据需求有策略性地运用这些方法。如我们在第五课所讲到的呼吸法一样，它也是一种"分段呼吸法"，不过此时的分段于吸气阶段进行，上一课中为了催眠是在呼气阶段中断呼吸。

人体马上可以感觉到的影响包括血压的正常化及心脏功能的小"觉醒"：在吸气阶段的中断，会轻微刺激交感神经系统。如同上一项训练，这项训练应当只通过鼻部进行。不过应注意：分段鼻吸气阶段需要能够关闭声门，但声门不是容易控制的通道。因此，你可以背离规则，试着嘴巴半闭，像是通过吸管呼吸一样，每次只稍微呼吸，甚至可以将舌头置于双唇之中，以此进一步减少气体通过口腔的量。总之，应当保持正好有一缕空气通过，且通过得并不顺畅的状态。因此，即使在呼气阶段你也应当将部分空气经过口腔部分排出。等这个阶段对你而言已很顺畅后，我建议你试着从口腔吸气并从鼻腔呼气，重复几次，之后尝试通过鼻腔吸气，口腔呼气。进行几次练习，以熟练掌握呼吸方法，最终实现只通过鼻子进行整个练习。

学会协调呼吸及轮流运用鼻腔和口腔呼吸，能够帮助你理解喉咙中哪些部分在参与过程，这反过来又会对你的呼吸有所帮助，特别是在进行体力活动时。

不过课程并未结束。进行这项练习最好的方法是配合心跳，保持基础性的 2 次心跳时长和一个吸气分段，以及另外 2 次心跳时长的屏息，然后持续做下去。其目标在于从下部，即腹部开始，随后向胸腔的上部（即锁骨部分）爬升，最后朝向口腔，使其填满空气。在此过程中，你体会到的并非是米其林轮胎人般的臃肿感，而是一种令人欢愉的充实感。随后是一个反方向上的缓慢且平静的呼气，即先从口腔，随后从胸膛最上部（即锁骨处），之后朝胸腔而下，最后到达腹部，排空气体。呼气的同时，想象你在拔掉自行车车胎的阀门，仿佛听到典型的咝咝声从内胎中流出，在缓慢且深深呼气时你应当有同样的感受。

任何一种练习，无论是身体上的还是精神上的，都需要时间：理解的时间、掌握方法的时间，以及变成无意识行为的时间。当熟悉这些呼吸练习后，它们会对身体及大脑产生难以置信的影响：通过协调大脑、呼吸与心脏，优化对自身的感知与接触，增强各种表现……是的，各种表现。不过别走开，我等下还会再给大家介绍。

如果做得好，这是一个很好的开启新的一天的练习！

为了便于实施，我将对具体可采用的方案进行说明：

从上身到腹部进行绵长而不间断的鼻部呼气						
鼻吸气持续2次心跳	屏息持续2次心跳	鼻吸气持续2次心跳	屏息持续2次心跳	鼻吸气持续2次心跳	屏息持续2次心跳	通过不间断的呼气排空吸入的空气

每天早晨，我结束了这项呼吸训练后，会做两件事。

第一个是简单的俯卧撑动作——我总是在全世界各地表演这一技能。一些人可能会说："就这个？"有人则会说："这对一个运动员来说很正常。"有的人还会说："大早上做这个太费劲了。"当然，这不是专业的训练，只是轻微的肌肉觉醒，没有比这更简单的了。你要养成从周一到周日，持续一周每天早晨做一个俯卧撑的习惯，不过动作要标准。这个练习所需时间不到5秒。

第一周结束后，请你重新从周一开始，连续做两个俯卧撑，不要触地！否则是无效的！每天早晨，一起床就马上做两个俯卧撑，一直到接下来的周日。如果你做得很好，从第三周开始，连续做3个俯卧撑，持续7天。如果你熬过了第三周，你就养成了一个新的、健康的习惯。当然事情并未就此结束，要继续尽你所能地增加所做的个数。你会相信你将离不开这习惯吗？

结束了这个简单的肌肉觉醒之后，我会进行第二个开启新的一天的仪式：早餐。

~ 有助于良好呼吸的早餐 ~

对我而言，早餐是最重要的能量来源。前一晚我已经认真地准备了一部分食材。吃早餐是极其重要的：没有比缺乏正确又健康的饮食更糟糕的开启一天的方式了。科学研究指出，不吃早饭会造成一系列生理与新陈代谢的异常，以及压力的增加。

这就是为什么我坚持做早餐，除了喜欢之外，它也给我带来了额外的好处，它让我呼吸得更好了。幸运的是，改善呼吸的食物与抗压食物是同类，它们是真正的天然盟友，帮助我们控制血糖、缓解焦虑、减少压力和疲劳的消极影响。

我的早餐如下：

一杯芦荟水

配料

- 约 100~120 毫升的水
- 纯芦荟浓缩汁

这用于给身体补充水分。芦荟具有多种功效，不过最重要的是可以净化身体。其他功效有：（1）含有维生素与矿物质，对克服压力十分有用；（2）有助于改善消化功能，可以重新平衡肠道菌群；（3）有助于降低胆固醇水平，可以调节血糖水平；（4）具有消炎作用，可通过杀菌、抗菌来增强免疫系统；（5）具有抗衰老及减轻粉刺和过敏的功能，对皮肤具有积极影响；（6）它还可以通过发挥抗菌的作用促进口腔和牙龈健康；（7）能在特定的压力时期提高能量水平，使人找回舒适感。

一份饮品

配料

- 约 100~120 毫升水

- 绿茶和红茶

- 植物营养素：锦葵花、木槿花及小豆蔻种子的提取物

绿茶含有儿茶素，具有较强的抗氧化功能，在其众多的益处中就包含改善呼吸功能。此外，绿茶还可以帮助减少肺部炎症，而红茶则可以降低皮质醇水平。锦葵花因其消炎特性而闻名，它含有刺激肠道收缩的黏液，有助于清除和排出体内毒素，因此具有通便效果。此外，它还具有净化功能和化痰功能，适用于咳嗽和气道黏液积聚等病症。木槿花具有清火、解渴、通便、利尿、补充维生素、保护血管及消炎的功能。小豆蔻具有助消化功能，可以减轻胃痛与肠道问题，是治疗感冒咳嗽的药物，同时还可以加速新陈代谢，促进脂肪燃烧，对牙痛及牙龈发炎也十分有效。由于其香气清新，可治疗口臭，净化口腔。

一份酸奶

配料

- 希腊酸奶

- 全麦燕麦片

- 亚麻籽、葵花子、南瓜子

- 薰衣草蜂蜜

我更青睐经典的希腊酸奶，因为它具有更高的营养价值，含有更多的蛋白质及微量元素，同时保持着较低的脂肪含量；并且因为特殊的加工过程，它还不含乳糖。由于其乳酸菌比较活跃，希腊酸奶在为人体提供钙的同时还带来了益生菌，它们是可以改善肠道健康的有益菌，因此是对抗压力及保证人体整个营养代谢与免疫系统正常运转的盟友。此外，有科学证据表明，益生菌可以帮助预防呼吸道感染，并有助于减少发热症状产生的频率或严重程度。燕麦除了富含蛋白质且含糖量较低外，还含有具有放松功能的牡荆素。此外，燕麦还为我们带来了有助于抵抗疲劳的纤维素、磷与镁，以及有利于将吃下的食物转化为能量的维生素 B_1。薰衣草蜂蜜是我的出生地伊斯特拉的特产。薰衣草蜂蜜具有镇静作用，因此对治疗焦虑和压力非常有效。我还会加一勺亚麻籽、葵花籽和南瓜籽，它们含有锰、铁、镁和维生素 B 族，而这些又是对抗疲劳和减少能量损耗的同盟军。

一份含蛋白质的混合饮料

配料

- 将 30 克大豆分离蛋白溶解在 300 毫升水中
- 新鲜水果，如猕猴桃、蓝莓、杧果、橘子、草莓

水果是维生素 C 的重要来源，同时也是天然的抗氧化剂，有助于保护肺和身体免受可导致慢性感染和疾病的自由基的侵害，因此对维持呼吸系统和全身的防御功能至关重要。

6

横膈膜

横膈膜对于大多数人来说很陌生。有多少次我们听到它，有多少次我们被告知它对于呼吸很重要……用这种我们看不见、听不到、摸不着的肌肉呼吸是多么困难！横膈膜是呼吸中最重要的肌肉，却也是最被轻视的。70% 的呼吸是由横膈膜引导的，然而我们对它潜力的利用不到 40%，就好像拥有一台功能极为强大的平板电脑却只用了不到一半的内存。

事实上，人体中存在着好几种膈膜。我们比较感兴趣的主要是胸部的横膈膜。

让我们首先了解一下它是如何构成以及位于何处的。

横膈膜的平均厚度约为 3 毫米，是躯干中的横向肌肉，将胸腔与内脏分开。它的意大利名称是 diaframma，其词源显示得非常清楚：在古希腊语中 dia 是表示"通过，经由"的介词；fragma 则来自表示"分开"的动词。横膈膜外形如圆顶，可以把它想象成一个打开的降落伞，它的凹面朝向低处，即朝向腹部，而凸面则朝向高处，即胸部。上面与心肺接触，下面则与肝、肾、胃、肠、十二指肠、结肠、胰腺、脾及肾上腺接触。由于横膈膜所处的位置，的确可以说它是"我们身体的神经中枢"。

这个奇妙的圆顶稳稳地挂在胸骨前方、肋骨两侧，以及背部某些脊骨后方。此外，如果横膈膜在一边分离开来，那么它就会在另一边连接起来。事实上，血管、神经和其他重要结构从胸腔到腹腔都有不同的通路。主动脉，向我们的身体下部区域运输含氧血液；腔静脉，收集富含二氧化碳的血液，将其导往上部，朝肺部而去；食管，将食物带向胃部及整个消化系统；一系列的淋巴分支、动脉分支及神经分支，其中含有膈神经和迷走神经。

现在我们明确了横膈膜的位置，那就来解释一下它是怎么运作的吧！在阐明了这一问题之后，我们就能了解其基本的运作机制，了解这些机制使得我们的身体可以充分利用横膈膜。

横膈膜是一块肌肉，可以进行所有的肌肉行为，然而，如果我让你"试着收缩横膈膜"，你一定会一脸迷惑。事实上，我们每次呼吸时都在无意识地收缩横膈膜！横膈膜的收缩，具有降低圆顶和使其前移的作用，与其他呼吸肌一起支配胸廓上升，引起胸腔与肺部的扩张，由此吸气时能将空气引入气管。当我们吸气时，横膈膜降低，即刻可见的效果是肚子鼓胀。在相反的情况下，即在呼气期间，横膈膜这个圆顶会扩张，即向高处伸长，通过呼吸肌的作用减少胸腔的扩张，视觉效果就是肚子瘪下去。

呼吸时胸腔的运动：

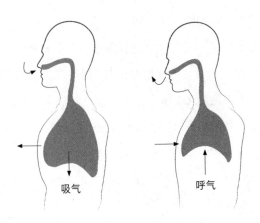

吸气　　　　　呼气

　　横膈膜运动是"三维"的：当其收缩时，胸腔的横、纵、前后三个方向上的直径均增大。

　　这是个名副其实的呼吸鼓风机……但不仅如此，在我们所有的排出动作中，如打喷嚏、咳嗽、尖叫，横膈膜都收缩了。特别是为了加强一些生理机能（如小便、排便、呕吐）时，我们会同时收缩横膈膜和腹肌，并关闭声门。由于肺部有空气，横膈膜无法上升，这大大增加了腹内压力，促进了排出。这种功能对于分娩中的孕妇是极其重要的，主要在准妈妈被要求"用力"的时候发挥作用。

　　在呼吸作用中，横膈膜并非是孤军奋战的，而是由其他重要的肌肉协助的，我认为应罗列出这些肌肉，但在此不做详细的探究（否则这也许会变成与解剖学相关的章节）。

　　与平静吸气相关的肌肉是横膈膜和肋间外肌，而在平静呼气中，只有肋间内肌在起作用，横膈膜则因自然弹性恢复到初始位置。与用力吸气相关的肌肉是横膈膜、斜角肌、胸锁乳突肌、上后锯肌、大小胸肌、斜方肌及竖脊肌。在强制性呼气中，发挥作用的是横膈模、腹直肌、腹外斜肌、腹横肌和腰方肌。

有多少肌肉参与了呼吸这个看似简单，其实非常复杂的动作啊！

让我们来深入了解一下横膈膜的作用吧。在一个平静的呼吸中，横膈膜的垂直位移约为 1.2 厘米，而在深度呼吸中，特别是在潜水者的深度呼吸里，幅度可达 10 厘米及以上。因此，如果横膈膜的平均面积为 250 平方厘米，那么，在一般的呼吸中会引起约 300 立方厘米的"容量"差异，而在深度呼吸中，10 厘米的移动会吸入 2500 立方厘米的空气。难以置信，对吗？

在吸气期间横膈膜向下移动时，会在同一方向上移动腹部的内脏，随之而来的是腹壁的向外突出。"腹式呼吸"的名字正是由此而来的。

实际上向前推动腹部是不对的，这在学习呼吸的阶段尚且可以接受，但获得了正确的技巧后，就不应再这样做。正确的呼吸技巧包括横膈膜的隔离，腹部下方没有外突，而是得到容纳与控制。在此，我们即将开始谈论真真正正的横膈膜呼吸法。不过，在接触它之前，让我们试着理解为什么用横膈膜呼吸是非常重要的。

我将试图对其进行解释，力求简化这个如此广泛又复杂，甚至可以写一篇生理学论文的问题。请睁大眼睛，冷静地阅读，因为这是一块使我们可以越来越深入呼吸世界的拼图。

想象肺部的空气被细分为 4 个隔层。

隔层 1——潮气量（VT）：0.5 升，即平静呼吸时，每次吸入与呼出的空气量。

隔层 2——补吸气量（IRV）：即最大空气量，大约 2~3 升，这是在平静的吸气结束后，我们可以通过强制吸气进一步吸入的空气量。

　　隔层3——补呼气量（ERV）：约1~1.5升，即通过平静呼气结束后的用力呼气，我们能够呼出的最大空气体积。

　　隔层4——残气量（RV）：约1升，即在一次用力呼气结束后肺部剩余的空气数量。

　　将多个气量相加就得出肺容量。可以分为：

- **肺总量（TLC）=VT+IRV+ERV+RV**，是肺部能够容纳的所有空气体积的总量。因性别不同，总量为4~5升不等。
- **肺活量（VC）=IRV+VT+ERV**，约4升，即用力吸气后，再通过用力呼气，由肺部排出的空气量。
- **深吸气量（IC）=IRV+VT**，即在一次正常呼气后再用力吸气所吸入的空气，平均约2.5升。
- **功能残气量（FRC）=ERV+RV**，约2.5升，是平静呼气之后留在肺部的空气量。

　　我们可以用一个图表来展示整个过程：

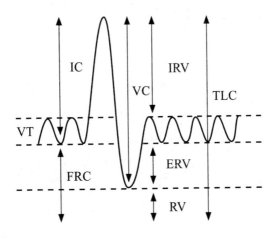

我们应当考虑到，在不同主体间，由于年龄、性别、体重及肌肉活动的不同，肺容量值也会有所不同；然而有个数值值得我们特别留意。科学已经证明，TLC（肺总量）及 VC（肺活量）会随着年龄的增长而增加，直到 30 岁左右。此后，反而会出现 RV（残气量）和FRC（功能残气量）的增加，肺活量减少。随着年龄的增长——表达"生理衰老"的一种更好听的说法，肺部会逐渐失去弹性，并且胸廓的扩张性也会降低。

为了逆转这种趋向，即为了保持或增加我们的肺活量，我们可以试着减少 VR，因为它会随着衰老逐渐增加。

这就是为什么我们要研究呼吸，特别是横膈膜。良好的呼吸有延缓衰老的效果！

几项研究表明，从事水上运动可以使肺部保持更强的反应能力，因为胸部和腹部的肌肉组织会受到压力，以克服水压带来的阻力。沉浸于水中的躯体会感受到两方面的力的变化：有所减少的地球引力及静水压力。研究还证实，氧气消耗量和肺活量是关联密切的两个参数，也就是说越高的肺活量伴随着越大的氧气消耗量。因此，无论年龄和性别，都应积极参与体育运动！

自由潜水教会了我呼吸

大部分与呼吸训练技巧相关的创新方法，以及不同的科学证据的出现都源于自由潜水的发展。呼吸技巧，如同前文提及的，是源于瑜伽呼吸控制法，主要涉及"呼吸动力学"。除了这些技巧外，物理治疗和医学、生理学和肺病病理生理学领域对呼吸都有研究。"屏息的作用"曾是且仍是研究和探索的主题。而研究过后确实发现，我们"海豚"能做出一些医学上无法解释的事情。

现在我将讲述一件可能是意大利自由潜水史上最重要的事件，它已经传遍了全世界。这个事件将我和一位大人物联系了起来，这个大人物就是自由潜水界的先锋人物，我的朋友恩佐·马约尔卡，可惜他不久前离开了我们。多年前我就认识了恩佐，以及他的妻子玛丽亚和他们的女儿帕特里齐亚，而我也和他们度过了一些时日。我的家庭与恩佐的家庭联系密切，近几年，他们常常来我深爱的伊斯特拉的罗维尼找我。恩佐是大海的象征，他具有挑战生理极限的勇气。1961 年，他成为世界上第一个完成自由潜水深潜 50 米这一惊人深度的人，标志着自由潜水进入了一个极其重要的发展阶段。

恰恰就在那个时期，法国生理学家卡巴鲁（Cabarrou）说过，人类永远不可能到达那个深度，因为压力会造成挤压，从而导致死亡。但恩佐用实际行动证明了这个说法是错误的。也许现在来看这个故事有点枯燥乏味，但想象一下，当你想带着降落伞从飞机上跳下来时，一位医生自信地告诉你"你必死无疑"，你会怎么做呢？

我记得那是 2004 年，我在红海和其他年轻运动员们一起接受了意大利国家研究委员会的检查和测试，也由此认识了恩佐。说实在的，我一度很讨厌那些测试，因为这让我远离了水，远离了在大海深处的训练。现在，随着阅历的增长，我却很感激曾参与过那项调查，因为它成了医学知识财富的一部分，如今也被我应用在了自由潜水运动员的训练中。

潜水者的训练不仅集中在身体、精神、技术等方面，更重要的是集中于呼吸。其目标是获得对于呼吸肌肉系统的感知，首先是对横膈膜的感知。通过先学习后适应的路线，便可以在下膈部、中胸部，最后在锁骨部建立正确的敏感性和特异性。呼吸训练的目标，在于减少 RV（残气量），以增加肺活量。目前，已发现有的运动员肺活量可能超过 12 升。

这些训练可以通过非常先进的技术实现，并且已经过长时间的改进，最主要的是，会在安全指导人员的监督下进行。更具体地说，一名顶级自由潜水运动员每天至少花 30 分钟进行一项包括热身在内的呼吸训练，然后再开始一项真正的"训练计划"。如今，呼吸的适应与发展也是其他运动学科关注的，我们只需要想想呼吸恢复的作用就能明白，从耐力运动到 100 米赛跑，几乎都有受屏息训练对呼吸带来的影响。

学会呼吸　第八课
腹式呼吸法

呼吸通常被分为三个层次，我喜欢称之为"呼吸的三层抽屉"，因为这是我对它们的想象，也是我向其他人解释呼吸时所采用的方式。

- 下腹部或横膈膜呼吸：这是最大的"抽屉"，位于肺部金字塔的底部，是我们应该首先填满而最后排空的"抽屉"。
- 中部或胸廓呼吸：就位置与功能而言，这是居中的"抽屉"，在这个"抽屉"中能够放入很多空气。
- 上部或锁骨呼吸：这是最高处的"抽屉"，此处空间相对较小，但通常我们要在这里进行细节调整。它是最后填满而首先排空的"抽屉"。

现在，让我们把注意力集中到最下面的那个抽屉，即横膈膜这个"抽屉"。我们天生采用的就是腹式呼吸法。大家可曾观察过一个新生儿是怎么呼吸的吗？特别观察过他是如何移动腹部的吗？随着成长，这个与生俱来的能力会丢失，但是我们能够通过游戏来重拾它。作为成年人，我们可以并且应当恢复这一天生的技能。

那么，就让我们开始学习腹式呼吸吧！

我建议像往常一样找到最舒服的姿势，不过开始时最好选择仰卧在地上，舒展放松双腿，肩膀不要绷紧，准备好倾听自己的呼吸，同时，将右手掌放在肚脐中间，左手则靠在胸部中央。

此刻，我建议用鼻腔吸气和呼气，简单、安静、自然。如果可以，请合上双眼，刚开始的几次可以在没有任何杂音的房间里进行。等到静下心来，就开始练习腹式呼吸吧。

- 吸气，不要用力，仅从腹部吸入空气：你会看到腹部鼓起、升高，右手也随之移向高处，同时靠在胸膛的左手应当保持绝对静止。
- 呼气，缓慢且不要用力：你可以看到腹部瘪下去，且右手慢慢下降，与此同时靠在胸膛的左手要保持绝对静止。

通过腹部起伏换气，这就是腹式呼吸法的基本原则。按照这种方式将双手放在腹部和胸口，有助于使自己依从呼吸，强化对于正在发生在身体上的事物的感知力。如果这对你来说很难或很简单，那么你可以试着站在一面镜子前进行这一练习。先是正面，而后是侧面，双手自始至终一只放在腹部，一只放在胸口。不要害羞，脱掉上衣看看自己！提醒各位，绝对不要移动胸口部位的手，你应该全神贯注于只用腹部呼吸。

现在你已经上到了第八课，你会意识到从现在开始你已经可以延长呼气时间了。记住我在前文说过的，首先从吸气阶段和呼气阶段之间的时间平衡开始，这样你能正确地学习相关动作，然后慢慢地延长呼气时间，形成三角呼吸，而这一次，三角呼吸只运用到腹部。在这种情况下，练习的目标也是仅通过鼻腔来引导呼吸，不过一开始你可以通过口腔呼气进行辅助。想象一下，你含着一支吸管并从中吹气。像以往那样做，但你会无意识地延长呼气的时间。

让我们一起呼吸

分享是生活中最美好的事情之一。懂得分享并不简单，这是人性中最为珍贵的品质，但也许只有少数人拥有它。

要与身旁的人——可能是朋友、队友、丈夫、妻子，或是仅仅与我们共度一段人生的人——分享呼吸，确实是妙不可言。共同进行呼吸练习教会了我们分享，也教会了我们倾听和沟通。因此，它可以成为一种加强联系的方式，尤其是对夫妻而言。

在这项双人练习中，一个人躺着，另一个人坐或跪在他的旁边，尽量靠近躺着的人。躺着的人要保持一只手在腹部，另一只手在胸腔中央的姿势。

- 旁边坐着的人观察躺着的人 2 分钟，同时对呼吸类型进行评价——呼吸是深是浅，低声为其提供建议。

- 坐着的人将双手分别放在躺着的人的手上，持续 2 分钟。放在胸腔的手给躺着的人的手施加轻微而连续的压力，腹部上的手则在腹部上施加轻微和变化的压力。在吸气阶段，即当腹部鼓起时，减轻压力，随后放在腹部上的手稍稍增加压力，与呼气阶段相协调，像是在做温和、愉悦的按摩。

- 躺着的人将自己的双手放于体侧 2 分钟，同时一旁坐着的人按照先前的模式，将一只手放在躺着的人的腹部，另一只则放在他的胸口，像是要固定上半身一样于胸口处轻柔而持续地施压。放在腹部的另一只手于腹部进行可变的施压，同时遵从呼吸的节奏。

在第二步和第三步中，坐着的人与躺着的人之间的呼吸相互关联是极为重要的，这样可以增强练习的效果。关联意味着协助者以同步的方式，将自身的呼吸依从于躺着的人的呼吸，创造自发且自然的相互协作关系。躺着的人应该跟随自己的状态，倾听自己的躯体与感觉。

如果是独自一人或讨厌触碰陌生人也不用担心，有另一种办法：取一个健身用重物，如 2~3 千克的经典铁饼，将它平放在腹部上并呼吸，由它在呼吸的不同阶段指引你注意效果。

当你成为腹式呼吸专家之后，可以增加铁饼的重量，拿一个约 5 千克的铁饼，将它竖着放在胸骨末端，正好是在胃部上方，然后稍稍倾斜，用双手将其保持住：在这种方式下它会有一个更加精确的作用于横膈膜的力量……好好训练吧！

让我们进入 3D 式呼吸

既然我们身处技术时代，那么我免不了地要谈到 3D 式（立体）呼吸。事实上，众所周知，运动姿势的变化会提升特定肌肉的工作质量：在我们所说的场景下，此肌肉为横膈膜（膈肌）。一些科学刊物表示，单纯通过改变肌肉的空间位置，就可以显示出一侧肌肉与另一侧肌肉之间的功能差异。

从这一方面出发，我们可以通过转换姿势来应用腹式呼吸法。

那么，我建议按下述步骤进行至少 2 分钟的练习。

• **仰卧姿势**：双臂置于体侧，精神集中于腹部的呼吸。如果你想要感知腹部，可以将一只手或两只手放在肚脐上，这样就可以感受到呼吸的运动。

- **右侧姿势（右体侧）**：转向右侧，肘部弯曲，右手放在头下。左手靠在腹部，尽可能向下，几乎与地板接触。胸部右侧因与地板接触而被"锁住"，近地面一侧的横膈膜向下运动的幅度大于对侧；实际上，你会将肚子的一边鼓得比另一边的大。
- **左侧姿势（左体侧）**：在反方向上进行第二步中描述的动作。
- **俯卧姿势**：肚子朝下，双臂放松沿体侧放置，额头与面部靠在地面上。每一次呼吸时都试着将骨盆抬升几厘米，然后再将其轻柔地还原。如果你在胸部有轻微的挤压感是绝对正常的，它正是由这个姿势产生的。

这一系列练习持续大约 8 分钟。它将有利于你以正确的方式感知呼吸，以及在不同方向上增强横膈膜的力量。

注意：双臂的姿势影响着呼吸训练的难度等级。对于以学会呼吸为目的的人，我建议将双臂沿体侧摆放；对于以训练呼吸为主要任务的人，我建议保持双臂与身体垂直，自然地移动双臂，或直接在头部后方伸长双臂。

腹部的秘密

在进行呼吸学习与教学的这些年，我阅读了许多书籍，有医学文献、图表集，也有与横膈膜、呼吸和运动表现有关的研究文献。当激情和好奇心促使我在科学和研究方面获取更多的知识时，就会自主阅读大量书籍。

在法医学研究院的工作，使我有机会实现目标，同时在某种意义上也让我有了许多收获。

我的工作使我致力于寻找隐藏的真理，我必须十分精确且认真地对待每一个细节，因为一个细节被忽略或是被错误地理解就足以误导判断，带来严重的后果。不过，总体来说，与尸体一起工作极其有趣！也许是因为我喜欢人体及其绝妙的复杂性，如果不是这样的话也许我就不会……我也不知道。当人们问我"你是怎么跟尸体一起工作的呢"时，我会回答，比起与活人一起工作，与尸体一起工作更加简单……非常了解我的人都知道我爱开玩笑和爱玩，也许是处于这种十分需要面对情绪的处境，让我能以不同的方式去感悟生活，以及生活表象背后的真谛。我以一种严肃又恭敬的态度，享受我所做的事情！

在解剖室度过的无数时刻让我受益良多，如果说书上学到的东西令人开悟，那么实践中直接学到的东西则更加美妙。时至今日，我会一边笑着一边想起第一次面对一具尸体时，血管、神经与肌肉的颜色给我带来的冲击。我向达内西教授问道："这些是什么？"他答道："什么，你不知道吗？"我以为它们像书本上一样是有颜色的……

好吧，我是在解剖室认识了横膈膜。

我肯定，有人会认为我有点古怪。

比起古怪，我更愿意用"独特"来定义自己。那么，这么说吧：哪里会有真正的正常？正如瓦斯科（Vasco）所说："生活是一种转瞬即逝的刺激，它是疯狂之上的平衡。"而在某个美好的日子，我结识了"横膈膜先生"。这与认识圣诞老人的过程有些相似，所有人都在谈论他，但是谁遇到过他呢？我有幸发现了这块肌肉，有幸触摸它、研究它、解剖它，看到它每个最细微的细节、每个连接、每个大大小小的平面，及其周围的上方、下方、前方、后方所有的东西！我觉得自己有些像刚收到新玩具的孩子，以将其拆卸又重新装好为乐！

话虽如此，我还是要告诉大家一个秘密。现在我们知道了如何通过将腹部鼓起又使之瘪下来的方式进行腹式呼吸，然而这仅仅是一个步骤，一项教学性练习。事实上，其中的过程要更加复杂。

学会呼吸 第九课
横膈膜呼吸法

如果我们想要明确地进行针对横膈膜的相关练习，那么我们需要部分地鼓起腹部，但同时要控制它。控制很重要，因为鼓起肚子时我们会将脏器朝下方和前方移动，而这会导致腹壁的变形及内脏充血。

当我们做正确的动作时，腹部不会变形，内脏器官被横膈膜位移压缩，它们在每个动作中都呈现出了最佳的形状和体积。我们要记住，横膈膜随呼吸运动，因此每分钟运动 14~16 次，即每天超过 2 万次。如果横膈膜每分钟的运动量真的是心脏运动量的 25%，那么它所做的功也许比心脏更大，因为它的面积更宽，如同泵一样作用于脏器，重新激活腹部循环。而腹部循环在某些特定情况下，能够保留 30%~50% 的血液量，使血液循环从停滞状态中恢复。因此横膈膜也被称为"第二心脏"。

良好的横膈膜功能也有助于将淋巴从胸腔推向静脉回流；通过压缩，横膈膜也作用于消化系统，可促进消化。

与所有肌肉一样，横膈膜通过对抗阻力而得到加强。如果向横膈膜施加阻力的腹壁随着时间推移变弱或松弛而导致阻力变小，则横膈膜也会变弱。虚弱的横膈膜收缩和下降的幅度较小，在胸腔形成的凹陷也会更小。在这种情况下，进入肺部的空气会更少，残气量则会增加，为了获得相同数量的空气，就要呼吸得更为频繁，呼吸节奏会变得短促且粗浅。这种呼吸正是横膈膜变弱的表现，此类人的特点是腹部肥大——所谓的"翻壳乌龟"，即他们腹部突出，缺乏强劲的腹部肌肉。

那么第一个建议就是增强腹部肌肉。良好的腹部管理能改善：

- 对内部器官的控制
- 呼吸功能
- 消化系统
- 运动能力

为了学会通过控制横膈膜正确地呼吸，要做什么及怎么做呢？

横膈膜呼吸是可控且有意识的呼吸，只有通过有针对性地使用横膈膜才能实现，但是记得收缩腹肉斜肌而不是收缩腹直肌。请你将右手食指放在肚脐下方，左手食指放在肚脐上方。在不特意控制的腹式呼吸中，当你吸气时整个腹部会向外鼓起，而且两个食指都会与肚子一同凸出来。

在横膈膜呼吸法中，目标在于肚脐下方的下腹部不鼓起，保持右手食指不动，只通过肚脐上方的上腹部发挥作用。当胸骨与肚脐之间这一段腹部鼓起时，你会看到左手食指向外移动。

不可能？不，绝对可以。开始时这也许会相对困难一些，但经过一定的练习后几乎可以变为一种自主行为。

现在我们可以试着以错误的方式进行这项练习，来把握一下错误练习的感受，随后我会引导大家以正确的方式进行练习。

错误的练习：

- 尽可能地排出肺部的空气。
- 收缩腹部肌肉，进一步排空空气。
- 保持屏息 1~2 秒，此时将右手食指放在肚脐下方，左手食指放在肚脐上方。
- 吸气，放松腹部肌肉，鼓起腹部。
- 观察两根手指随腹部向外移动的过程。

正确的练习：

- 尽可能地排出肺部的空气，一直排到底。
- 在呼气的最后阶段收缩腹部肌肉至感觉到紧绷。
- 屏息几秒钟，此时按照上一个练习摆放手指。
- 在腹部上按压手指，同时仍然在肺部排空的情况下屏住呼吸。
- 现在开始缓慢地吸气，让手指在原位置保持不动。
- 下腹部保持收缩。
- 仅使肚脐上方轻柔扩张。

这样做时，腹部肌肉抵抗着来自横膈膜下降造成的压力，并且将器官推向下方与前方，顶着密闭的腹壁。通过这种方式，你会在手指下面感知到肚脐上方和下方之间的阻力差异。

也许你不能一次成功——就连做出一块蛋糕也很难一次就达到完美，但随着习惯和重复练习，这种操作将变得相对简单一些。

此处有个小窍门：吸气阶段结束时，在肺部排空的情况下，将注意力放到会阴处，试着缩紧肛门，然后开始吸气，在此过程中适当控制腹部，你会感知到显著的差异。

这个方法当然非常有效，但也有其他方法，比如拿一条浴袍的腰带，把它系在脐下，这样你就有了一种压迫感。或者，长时间开车的人可以用安全带来束缚住腹部，这样在驾驶或乘坐汽车时都可以进行练习。

氧　气

氧气在我们的生活中扮演着至关重要的角色：任何活动都依赖氧气的存在。

近来的医学研究表明，每100毫升血液中含有约20毫升的氧气。然而有多少氧气真正被肌肉利用了呢？医学上的答案令人震惊：在一个正常人体内，如果不进行体力活动的话，那么100毫升血液中的20毫升氧气里，只有5毫升被肌肉所利用；剩余的15毫升则回流至心脏，并未得到利用。因此很显然，造成差异的不是氧气的数量，而是利用氧气的能力。

人体是为体力活动（运动）而设计的。我们每一个人都有自己的生活方式、目标及问题，而这些常常导致我们忽视自己的身体。久坐不动不应在生活中占主导地位，应持续训练以提高肌肉使用氧气的能力。一个没有受过训练的人可以从走路开始，每天至少走 25 分钟，每周至少走 4~5 次，也不需要进行针对性的训练。但如果以一种更具体的方式进行训练，那么氧气便会得到更好的利用，因为这会改善毛细血管的密度（滋养肌肉的血液网络系统），并且会增加我们细胞内的"小小能量实验室"——线粒体的数量和大小。如果我们把身体活动和呼吸功能的改善结合起来，效果确实是最佳的。这是一种可以使人长寿的机制，因为在肌肉层面上会有更多的氧气交换。其他的还有什么呢？在处于休息状态的人体内，每分钟有 5 升血液在循环。它们去往哪里？约 1/5 的血液到达肌肉，其余的则分布在不同的器官：大脑、脾、肾、肝等。当我们进行体力活动时，每分钟流经心脏的血液会增加，在高强度运动下会增加到 25 升。在这种情况下，约 80%~85% 的血液会流到参与锻炼的肌肉中，剩余部分则会流向那些器官。这使我们能够理解，呼吸与我们日常生活中每一时刻的耗氧量和血液分布之间有多么密切的联系。当肌肉从事一项工作时，它需要血液，因为血液中有氧气。因此，在锻炼之前不应该吃太多。这条规则很重要，尤其是在用横膈膜呼吸法进行呼吸练习之前，应禁止进食（无论是固体还是液体），因为它会影响肌肉本身的活动，使其效率低下或无效。

横膈膜与消化作用

所有的呼吸训练都应当在空腹的状态下进行，因为在有针对性地训练横膈膜时，人们容易感到轻微的不适。作为补偿，学会以正确的方式和正确的姿势去呼吸，在就餐时可显著改善我们的消化功能。

非强迫性的、平静的深度呼吸，会通过由横膈膜产生的对内脏的轻柔按摩而刺激消化。如果方法得当，会促进横膈膜的垂直运动和腹部肌肉的收缩以及松弛，从而显著增加腹部内脏器官的压力，刺激其机能，有助于调节消化器官，促进蠕动。呼吸能刺激胃、肝、肾、肠和整个消化系统，促进消化酶的分泌和营养物质的吸收。因为正如我们所看到的，横膈膜的活动可减少肠系膜的血液停滞，帮助腹部毛细血管吸收营养和液体，促进肾脏活动。如果横膈膜在吸气时保持收缩和坚硬，那么，它会在食管下部产生牵引作用并挤压胃部，对胃部进行有益的按摩；但当张力过度时，一部分的胃会滑到裂缝上方，即横膈膜上食管经过的裂孔，从而形成食管裂孔疝。如果横膈膜的活动受阻或是显著减少，那么，负责阻挡胃部的酸性物质回流至食管的下括约肌也会运作不畅，引起令人讨厌的回流。因此，对于预防食管裂孔疝和减轻由胃食管反流造成的困扰，横膈膜的活动性及其弹性都是极为重要的影响因素。

最后，正确使用横膈膜进行腹部按摩，可以促进废物排泄，缓解便秘。做轻微的腹部按摩、放松和进行横膈膜呼吸激活练习，蠕动性差的肠道也可以得到改善。不要忘记，肠道是"第二个大脑"，与第一个大脑紧密相连：对大脑健康有害的东西可能会影响肠道，反之亦然。我们知道，当肚子不舒服的时候，我们整个人都不舒服，而当人变得紧张、激动、有压力，且伴随短促而高频的呼吸时，说明身体也出现了消化问题。

最后，让我们总结一下呼吸在重要生理过程中的关键作用。

人们通过氧气激活所有的新陈代谢过程，以此来生产能量，使得人体这台奇妙的汽车可以不断前行。如下图所示，一次有效的呼吸还能影响血液的循环、成分及酸碱度。还记得"潜水反射"吗？即潜入水中时产生的反射，其结果包括脾的收缩，增加血液中的氧气储备。

除了正确地呼吸，要记得从年轻时起就要开始每天进行身体锻炼。在这一点上，体力活动与学习成绩之间的关联已得到了证实：体力活动越多——这里不是指力气，而是有氧运动——学习成绩就更好……总而言之，这并不新奇。两千年前就已经有人说过，身体健康则头脑健康，而科学也已向我们证明了这一说法！

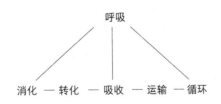

挺直身体并呼吸：横膈膜与姿势

如果你曾向理疗师咨询过意见，那么很有可能会被建议在车里、办公室、甚至在吃饭的时候都要用腹式呼吸，并保持正确的姿势。

　　研究表明，在办公室里保持符合人体工学的姿势能够提高工作效率，且对身体健康有益。可惜的是，近来一项测试表明，有高达86%的职员在自己的工位中感到不适。这对一天之中的其他时刻也有所影响，当然也影响着呼吸，尤其是横膈膜。躯干向前朝下肢而去，即所谓的"闭合"，会让我们变成驼背，减弱主要的呼吸肌。主要呼吸肌在受到压迫时会于肋骨和骨盆之间闭合，同时减少50%以上的活动性。正如我们所了解到的，活动性是至关重要的。这样一来，身体只能更多地利用次要的呼吸肌，并伴随着高频呼吸的增加。

　　当头部的位置过于前倾时，身体就会利用大部分的能量以避免摔倒。头部每前倾多2.5厘米，头部对于颈部的重量就会增加一倍，这会造成疲劳和头痛，并且会减少补给大脑的血流、葡萄糖及其他重要的营养物质。此外，头部前倾的姿势，会对颈椎部位增加13千克以上的异常重量刺激，造成整个脊柱的弯曲，使肺活量损失30%。横膈膜附着在腰椎后部，脊柱的错误姿势会导致吸气受阻：身体会通过短而频繁的呼吸来对错误的姿势进行代偿。

　　呼吸练习有助于预防并减轻背痛。方法是：保持背部挺直的坐姿或平躺，通过缓慢、持续、深度的呼吸来激活腹部肌肉（主要是腹横肌），通过后倾骨盆与调整腰椎部分，上拉横膈膜以增加腹内压。

　　不过，我们平时也要注意自己的姿势，即使只是坐在沙发上。想想看，平时是不是坐几分钟后便开始翻来转去地换姿势？当然，专业飞行员可以保持一个标准姿势，他们的坐姿是受过长期专业训练的。我们都要从日常生活中做起，从一年365天中的时时刻刻做起。我们要教孩子们在上课和就餐时保持正确的坐姿。正如我爷爷所说："走路、吃饭时，你都要挺直背。"因为如今科学已向我们证实，爷爷奶奶们是对的，确实如此。

呼吸反映情绪：横膈膜和大脑

呼吸是检验情绪的石蕊试纸，情绪上和身体上的压力会很容易被呼吸暴露出来。而横膈膜在情绪和情感区域内也是举足轻重的，在这个区域内横膈膜扮演着调节压力、焦虑、恐惧、紧张状态的核心角色。一些源自东方的技术，其主要目标正是消除身心的机能障碍。进行深度腹式呼吸的人，会产生更多的内啡肽，而内啡肽通过作用于大脑皮层，有助于消除与减轻各种各样的恐惧和焦虑，这一点很早就已得到证明。此外，日本一项十分有趣的研究指出了精神层面——关于生活的愉悦和不悦的感知，与横膈膜运动幅度之间存在显著的相关关系：当人们处于低落或消极状态时，横膈膜的活动性会显著减少，而在受到积极的精神刺激时则会增加。正如我之前提到的，今天，研究终于证实了有意识的呼吸是如何直接影响中枢神经系统的。

横膈膜与迷走神经之间有着密切的联系，后者是植物神经系统的重要组成部分。此神经穿过横膈膜，通过食管裂孔由胸腔进入腹腔，然后分成两条分支：左迷走神经纤维在食道前通过，右迷走神经纤维在食道后通过。迷走神经具有调节有机体内稳态的重要功能，这是所有具有生命的有机体的特征，外部条件发生变化时，内稳态可随之自我调节。因此，横膈膜的良好状态及其良好的活动性，可以预防迷走神经可能受到的刺激，以及这些刺激带来的不适。显然，精神状态恰恰是以双重方式作用于横膈膜——通过迷走神经平息或激活我们的反应！

　　正如 5000 多年来的瑜伽文化及整体医学和类似学科所经历的那样，我们必须记住位于横膈膜区域的"第三脉轮"或太阳神经丛的概念。能量由这个脉轮被导出。因此，如果它是自由的和完全功能性的，能量会以平衡和正确的方式分布在身体的每一部分。注意：负面情绪、愤怒、恐惧、压力、怨恨会阻塞我们的呼吸，甚至会引起窒息，给我们的胃部带来受到重击的感觉；而美好的情绪会让我们的胃部产生舒服的感觉。

呼吸、歌唱与声音控制

　　对于声学专业人士来说，横膈膜是一种真正的工作工具：在吸气阶段，横膈膜有助于增加胸腔的容量，使肺完全有效地充满空气；在呼气时，横膈膜受到来自腹部肌群的压力，必须以可控的方式上升，使肺部持续且适度地排空，达到唱歌所需要的胸腔共鸣。

　　有一件事我可以肯定，大多数时候，在发出声音之前，我们会不自觉吸入过多的空气。这是心理问题，而不是生理问题：人们会因为害怕没有充足的空气，而去吸入过多的空气。这种现象在日常生活中也会出现，不仅仅是在唱歌时。当试着去问某个人"你叫什么名字？"时，他不会在回答前吸气，并且也许他还会多说几句。如果让他吹奏 4 个简单连续的音调，你会发现他会深深地吸气，即使完成要求最多需要 1~2 秒。这是正常的吗？当然不是。当我们讲话时，即使持续好几个小时，我们也从来不会用力地呼吸，而是通过非常少的、简单的、自然的动作来获取空气……当我们拿到乐器时，在吹气进去之前会"出自本能"地认为应该尽可能多地积累空气，我们会对肺部尤其是肺的上部进行扩张，可能还会抬起肩膀。但在那一刻，我们会想起有人曾告诉我们："停，不是这么呼吸的！用横膈膜！"在那一刻，我们变得一头雾水，忘记了所有真正需要去做的事情。这是一个迷失方向的过程，而且大多数时候都会导致演出灾难和神经官能症，不能自然而放松地演奏和唱歌。遇到这种情形，我们都会发现自己处于一种感觉空气不足的状态，但如果我们冷静地思考就会发现只有良好的意识才能控制我们的呼吸——歌唱便是典型的例子。

合唱会减少压力，对于人类有机体而言具有与瑜伽久坐同样的益处。习惯与他人一起唱歌的人早已领悟这一点，现在它在科学上已得到了瑞典哥德堡大学一项研究的证实。科学家们对一群年轻的合唱队队员们进行了研究，得到了一个惊人的发现：在合唱开始后不久，他们的心跳就已经保持同步。一起唱歌能产生一种与冥想非常相似的平静效果，这要归功于歌曲所需的呼吸控制，而不是麦克风。

这真是在淋浴时唱歌的好理由！

7

新呼吸，新生活

学习完横膈膜呼吸相关课程，日常生活中正确呼吸的发现之旅结束了。根据前文课程内容，大家应该对呼吸的工作原理有了很好的了解，能够识别呼吸的组成部分和错误习惯。

我也希望我已经消除了人们对良好呼吸在健康生活方式中的重要性和有用性的疑问，当然锻炼和营养同样重要。我要重申，呼吸是生存所需的第一生理必要条件，排在食物和水之前，在正常情况下我们每天平均呼吸 2 万次……面对这样的数字，我们怎能不赞同正确呼吸是获得美好生活的第一步这一理念呢？

良好（健康）呼吸的秘诀

我们已经了解了呼吸的基础知识，现在开始介绍我的呼吸秘诀。就像进行体育锻炼一样，学会呼吸也需要时间，需要每天花费几分钟来进行必要的练习。如果想要享受健康的新鲜空气，我们必须每天花费 15~30 分钟。总而言之，像营养均衡的早餐、健康的午餐、骑自行车或散步一样，充分利用呼吸也需要时间。久而久之我们会发现这种呼吸练习也会帮助减肥，舒缓心情，甚至温暖身体。请记住，这些秘诀适用于所有年龄段，只要持续地执行即可。

首先，关闭手机与其他电子产品：电视、广播、电脑及任何其他可能会造成分心的干扰物，至多可以放一些有助于放松的背景音乐。环境应当让人安心，像一座堡垒，我们藏身于此，可以找到所有我们需要的东西。

其次，应该让自己处于舒适状态。因此，不要穿紧身的衣服，并且尽可能地躺着，或者坐在椅子上，背部挺直，膝盖稍微分开，双脚稳稳地放在地板上即可。

进一步的建议：像在厨房里一样，让练习场所保持通风总是有益的。在进行任何练习前请将窗户打开，因为根据近来的研究发现，呼吸新鲜空气能将精神效率提高 10%~20%。

现在让我们来探索可以称之为"抗压呼吸法"的秘诀吧。

抗压呼吸法

- 通过鼻腔缓慢地吸入空气，直到感觉肺部充满空气。
- 紧闭双唇，口型像是要吹口哨或吹蜡烛。
- 慢慢地，让空气从口腔排出，同时保持双唇自然半闭，试着用吸气两倍的时间去呼气。
- 不要刻意地用力完全填满或排空肺部。
- 显然，你在吸气时腹部鼓起，呼气时腹部缩回。

每天多做几次这项练习，而且要天天做，慢慢地你会意识到，它正变成你自然而然的呼吸方式。

与任何处方一样，我建议使用以下"剂量"。

- 使用正确的呼吸方法，一天约 3 分钟，每天进行。
- 每周增加呼吸的次数，每次仍然为 3 分钟。
- 闭上双眼，你会感到更加舒服，并且能强化你对自身、躯体和呼吸的关注度。

健康的饮食习惯包括 3 顿正餐和 2 顿加餐。利用就餐前的 3 分钟去进行健康呼吸，会让你的身体更为健康，消化得更好。因此，你要养成早餐前呼吸 3 分钟的习惯，并持续一周；第二周一天进行 2 次呼吸练习，在早餐和午餐前进行，持续 3 分钟；第三周一天3 次，在早餐、午餐和晚餐前进行，持续 3 分钟，继续下去一直到第五周增加到一天 5 次，持续 3 分钟。如此一来，你就能养成日常 5 餐（包括加餐）每餐前进行 1 次正确呼吸的习惯。除了能放松身心，还有利于消化健康。

第一周	第二周	第三周	第四周	第五周
呼吸 3 分钟；一天 1 次	呼吸 3 分钟；一天 2 次	呼吸 3 分钟；一天 3 次	呼吸 3 分钟；一天 4 次	呼吸 3 分钟；一天 5 次
早餐	早餐 / 午餐	早餐 / 午餐 / 晚餐	早餐 / 午餐 / 晚餐 +1 次加餐	早餐 / 午餐 / 晚餐 +2 次加餐

正如每个秘诀都需要练习才能被掌握和记住一样，人类的身体需要时间。在生理学上，这些时间被定义为"学习与适应曲线"。根据

《心理控制术》（*The New Psycho-cybernetics*）作者马克斯韦尔·马尔茨（Maxwell Maltz）的理论，养成一个新习惯需要 21 天。《欧洲社会心理学杂志》（*European Journal of Social Psychology*）上刊登了一份研究报告，分析了 96 个人在 12 周中的行为习惯。结果显示，一个新行为要变成无意识状态平均需要约 2 个月。

我的建议是，像做所有事情一样，要坚持不懈地进行呼吸练习。如果你能够遵循上述图表至少 21 天，那么你很有可能就会获得一个新的健康习惯，但如果你有一天偷懒，那么，你就要严格地从头开始了。

我要再次重申，呼吸反映着情绪，尤其反映着情感与身体的状态：体力活动与精神活动增加得越多，呼吸的需求就增加得越多。这是确切无疑的。

如果想要使精神活动"平静下来"，尤其是减缓心跳速度，那么这里我要提出第二个秘诀，之前也介绍过，叫作"心脏呼吸法"。

心脏呼吸法

- 试着去感知和倾听心跳，可以同时将两根手指放在手腕处，以更好地通过脉搏感知心脏的跳动。
- 使心跳与吸气阶段同步，数 4 次心跳。
- 使心跳与呼气阶段同步，数 4 次心跳。
- 重复这组循环（吸气与呼气），持续约 3 分钟。

我会敦促你延长呼吸，把心跳的次数增加到最多 8 次。

这个练习也要每天尝试，持续 5 周。

第一周	第二周	第三周	第四周	第五周
吸气阶段：4 次心跳；呼气阶段：4 次心跳	吸气阶段：4 次心跳；呼气阶段：5 次心跳	吸气阶段：4 次心跳；呼气阶段：6 次心跳	吸气阶段：4 次心跳；呼气阶段：7 次心跳	吸气阶段：4 次心跳；呼气阶段：8 次心跳

显然你也可以参考上一个抗压呼吸法，以最合适方式来结合使用这两个练习。例如，增加一天中与心跳同步的呼吸次数。

如果遵循了这些简单的建议，那么很快地，你就会觉得自己宛如重生并且获得了彻底的放松，因为这种呼吸对神经系统具有很强的镇静效果。熟能生巧后，每当有需要的时候你就能运用到这个秘诀：在考试之前或重要会谈之前，甚至在体育比赛前，你都能够在数秒内调节好心跳。相信你能做到！

大海的气息

我们听过多少次"海上新鲜的空气对人有好处"这样的话？而又有多少次，当我们疲劳、有压力，甚至还有些伤心的时候，我们不断地自言自语："我需要在海边待几天。"而事实也正是如此，在海边走一走，一切都会过去的。为什么海边的空气是有益身心的?

首先，去海边待几天度假的想法就已经初步引起了人们的积极性。通过范围更大、更自由的呼吸，呼吸系统会放松因压力而收缩的吸气肌，从而改善氧合。此外，在远离大城市的小地方，大气污染会显著减少。烟雾和刺激性灰尘对于人体来说具有潜在的危害性，它们会被吸入气管之中。在这些污染物数量明显较少的海边，我们在进行第一次带着咸味的呼吸时，就会马上察觉到。

我们已提到过，大海是地球的第二个肺：这个星球71%的面积被水覆盖，而我们呼吸的氧气中超过50%来自大海。大海是被浪费的人类珍贵财富。不幸的是，近来一项研究断言，如果不进行紧急干预，到2050年海洋中的塑料就会比鱼多。

海洋空气之所以是有益的，不仅在于它的污染物少，还因为其富含碘，尤其是在靠近海岸的空气中。而且海洋空气还是一种水蒸气和盐的气溶胶（除了含碘还含有钙、钾、硅、氯化钠、溴和镁），由于太阳光的作用，可被身体吸收，与矿物质相结合，有助于改善身体健康。如果大海起了风浪呢？那就更好了：在海岸附近呼吸雾化了的水会更加有益于健康。"海洋气雾剂"富含由风力运输的盐分，而首先从中受益的将会是肺部和所有的呼吸通道，这对有过敏症状的人很有好处。

那么，让我们利用这些由我们的朋友——海洋所赠予的"免费服务"吧。我们可以散步至少20分钟，每天如此且一日多次，同时进行一些深度且缓慢的吸气，保持步伐的速率与呼吸的节奏相协调。如果大海风平浪静，那么我们可以用沙子和没过脚踝的海水去改善循环。太阳也是我们的朋友，如果我们在早晨、傍晚或没那么热的时候暴露在太阳光下，可以促进体内维生素 D 的合成，而维生素 D 对于我们的骨骼和皮肤健康而言至关重要。

海洋空气没有任何禁忌，对于孕妇没有，对于孩子也没有。我想大家现在应该明白我为什么总忍不住要去海边了。

缓解压力的食物

我们可以通过吃健康的食物来改善呼吸，这些食物对整个呼吸系统都有好处，且不仅仅如此。

近年来我十分热衷于健康饮食，专注于我从前没有特别关注的方面，我将与自己的生活、习惯的环境，以及与价值观相一致的食物带到餐桌上，改变旧习惯。但放弃旧习，获得其他更好的习惯并非易事！想想小时候，有多少次，我们听到爸爸妈妈一再重复"吃饭前去洗手"或者"刷牙了吗？"，如今，这些行为成了我们日常生活的一部分，不做的话甚至会觉得浑身不舒服。确实，改变并不简单。每个改变都会带来困难，意味着要从舒适区走出来，进入新的视角和前景，且有很多需要重新学习的事物，这个过程会让我们不自在。我也经历过这种情况，不过多亏了我和健康美食专家马尔科·比安奇的友谊，我决定改变现状，去认识新的事物。于是我改善自己的饮食，使之更好地适应我作为一名大学研究员和运动员的生活。

现在我将说明这些食品或食品种类，它们具有抗压的作用，因此，建议将它们加入日常饮食：让呼吸和营养成为一个真正成功的组合。

坚果。杏仁、核桃、榛子、松子、腰果、开心果和花生是健康油脂——脂肪酸 Omega-3 脂肪酸和 Omega-6 脂肪酸的主要来源，而我们的饮食经常缺乏这些物质。如果在多样化的饮食中有节制地摄入这些脂肪酸，它们就会有助于抵抗抑郁症，保护人体免患心脏类疾病。根据美国卫生福利部进行的一项研究，Omega-3 脂肪酸的消炎特性有利于减轻呼吸困难，尤其是哮喘。我的建议是可以随身携带一包核桃或者杏仁。榛子十分容易消化，是最富含维生素 A 和维生素 E 的干果之一，而维生素 E 是极佳的抗氧化剂；杏仁则富含磷、钾和镁，镁是应对和抵抗压力最重要的矿物质之一，在神经系统放松方面起着非常重要的促进作用。肌肉僵硬时，会出现头疼或者偏头痛，而镁对于镇静和放松很重要。坚果每日可食用 30 克，总而言之，一把核桃、杏仁和榛子就能让我们健康满满。不存在比这更好的天然补充品了，这些食物还能给予我们很大的饱腹感。坚果们从不缺席我的早餐或者下午茶，这样还可以减少晚餐前的饥饿感。

茶和草药茶。由吸烟或暴露在污染下而引起的肺部损害，会不可避免地增加呼吸道和肺部发炎的概率，而慢性肺炎会严重损害整个呼吸器官的功能。根据一项在意大利进行的临床研究，绿茶能够减少肺部发炎，促进痊愈。此外，绿茶还含有儿茶素，这是一种强大的抗氧化剂，改善呼吸是其众多益处之一。红茶则能够减少 47% 的皮质醇。

此外，我们不要忘记，茶碱是一种天然的支气管扩张剂，因此，它自身就具有改善呼吸功能的作用。不过注意别喝太多的茶！

用菊花、橙花、蜜蜂花、马鞭草或锦葵做的冲泡饮品和草药茶具有显著的放松功效，可作为夜间饮品，帮助身体进入可有效恢复精力的睡眠状态，或是帮助人们舒适、平静地开启新的一天。

益生菌。带有活性乳酸菌的酸奶含有丰富的蛋白质、钙，特别是益生菌，可促进形成健康的肠道菌群，益生菌也有助于预防呼吸感染。一篇发表于《英国医学期刊》（*British Medical Journal*）的研究报告称，研究员们连续 7 个月把益生菌或安慰剂分发给两组共 571 个、年龄在 1 到 6 岁之间的健康儿童。比起拿到安慰剂的孩子们，服用了益生菌的孩子们更少出现呼吸道感染。此外，益生菌能够帮助减少感冒发生的频率或严重程度。为了最大限度地利用益生菌，人们可以定期食用含有活性乳酸菌等有益菌的低脂酸奶。

燕麦。所有的营养学者和专家一致认为燕麦是早餐之王，尤其在优秀运动员的早餐之中，燕麦是不可或缺的。正确地开启一天是非常重要的，而如果我们想要远离压力，那么燕麦片就是最理想的食物。燕麦富含纤维和蛋白质，还含有牡荆素，具有放松功能；燕麦还含有植酸，可保护结肠。

水果和蔬菜。时令水果和蔬菜可为人体提供数量最多的天然抗氧化剂，它们可促进免疫系统发挥功能，保护身体免遭感染和疾病的侵害。

含有 β-胡萝卜素的食物可使有机体产生充足的维生素 A，这是抵抗细菌、毒素和其他会导致感染、各种呼吸问题的致病因素的必要抗氧化剂。众所周知，胡萝卜含有大量的类胡萝卜素。当然也有其他食品富含此类物质：红薯、深绿色带叶蔬菜、罗马生菜、南瓜、甜瓜、辣椒、杏和西蓝花。

维生素 C（抗坏血酸）作为天然抗氧化剂，可以保护肺部和身体免受自由基的困扰，而自由基会引起感染和慢性疾病。这种维生素的主要来源有辣椒、西蓝花、奇异果、蓝莓、番茄、杧果、柑橘类水果、番木瓜、草莓、花椰菜、洋葱、土豆。

因此，对于维护身体的防御系统和整个呼吸器官而言，富含 β-胡萝卜素和维生素 C 的食物是极为重要的。

通常而言，建议每日食用 5 种时令果蔬，最好是有机的。此外，可以选择颜色鲜艳的果蔬，因为它们所含抗氧化剂通常更丰富。

苹果是含槲皮素最丰富的水果之一，槲皮素是多酚家族的一种黄酮苷元类化合物，而多酚家族具有较高的抗氧化和解毒能力，能保护肺部免受吸烟的危害，阻止其发炎。要记得带皮吃，因为槲皮素就在皮里！

柑橘类水果，如橙子、橘子、西柚和柠檬都应该每天食用，因为它们含有大量的矿物质和维生素 C。

别忘了香蕉，它堪称能量炸弹，富含维生素 B_6，对于血清素的分泌必不可少。而血清素可用于合成大脑中的神经递质，它可以调节睡眠、食欲和情绪。

根据英国的一项调查，黑加仑可以降低饮食、体力活动造成的身体及精神压力，这是因为它含有叫作花青素的抗氧化剂。它还能够减少运动员体内乳酸的积累，而乳酸如果得不到良好的管理，就会限制运动员的运动表现。因此，想要在一个紧张的工作日之后恢复体力，黑加仑是最理想的选择。

牛油果含有高浓度的维生素 B，维生素 B 对于能量和红细胞的生成是必不可少的，而红细胞的数量能显著影响情绪状态。此外，牛油果所含有的单不饱和脂肪有助于调节血压，血压也与压力密切相关。

甜菜则是另一种神奇的食物，它有助于使人重获平静，因为它富含镁，有利于大脑更好地运作。此外，甜菜中的维生素 C 和维生素 E 含量很高，能够阻止会导致心脏疾病的氧化应激。食用甜菜最好的方式是蒸着吃、加入沙拉或是做成汤。

近来一项研究表明，甜菜汁富含硝酸盐，能提高一氧化氮的生物利用率，并对骨骼肌功能和身体机能产生积极影响。

十字花科植物（如西蓝花、甘蓝、皱叶甘蓝、黑甘蓝）、芦笋和菠菜，以及所有的深紫绿色蔬菜都含有一些能够中和氧化应激，改善大脑功能的物质。此外，芦笋含有叶酸，有助于调节同型半胱氨酸水平，后者是一种氨基酸，如果在血液循环中出现过多，会引起比高胆固醇还大的危害。芦笋还是色氨酸的上好来源，色氨酸也是一种氨基酸，参与能带来好心情的激素——血清素的合成。此外，与所有的蔬菜一样，它们富含纤维素，对于改善肠道健康至关重要。

蔬菜汤汁。汤汁等热的液体，如汤药、热水，都有利于水合作用，有助于身体通过尿液排出毒素。此外，当出现感冒、喉咙痛和鼻涕过多等与呼吸系统相关的疾病时，汤也是最好的食物之一。

豆科植物。从富含蛋白质的热汤中可以得到进一步的营养，如含有豆子、扁豆和其他豆类的汤。如果将蔬菜加入汤里，就可以将氨基酸与抗氧化剂结合起来，创造出可充饥且有助于改善呼吸的膳食。

鹰嘴豆、红豆、大豆和扁豆都具有惊人的益处。它们富含镁，同时，还富含铁和叶酸，有利于促进神经系统的正常运转，减轻女性经前综合征的症状。每周食用豆类 3~4 次，可以净化身体因一天的压力而产生的毒素。130 克的大麦和扁豆含有 19 克的蛋白质、2 克脂肪、13 克纤维素、2.9 毫克铁和 67 毫克钙，比传统的牛排要好得多！

油料作物籽。向日葵的种子富含维生素。南瓜的种子含有蛋白质、磷、锰和镁，可帮助我们保护心脏。在健康多样的饮食中都应包含这些。

调味蔬菜和香料。可用来改善呼吸的蔬菜有牛至、罗勒和薄荷，和桂皮、生姜和姜黄一样都可用作调味品。由于具有显著的消炎和抗氧化功能，有利于保证身体（包括呼吸道和肺部）处于良好的健康状态。

巧克力。我们要纠正误解，巧克力是有益的，只要其可可含量不低于 72%。世界卫生组织称，一天摄取 40 克巧克力对身体是有好处的，它能降低皮质醇水平，刺激血清素的产生，而且由于含有抗氧化剂，它还有助于通过降低血压来放松血管壁。

~ 改善呼吸的午餐 ~

说完早餐和晚餐之后，现在要为一顿健康的午餐提个建议，虽然是一道简单烹饪即可完成的菜肴，却是我最喜欢的安慰食物之一。

西蓝花小番茄意面

一人份的配料

- 90 克面条

- 100 克已清洗的西蓝花

- 2 条油浸凤尾鱼（特级初榨橄榄油）

- 4 个小番茄干

- 1 瓣蒜

- 足够量的特级初榨橄榄油

- 任意量的小辣椒

在足够多的水中（加少许盐）煮面。同时，在平底锅中加入一勺油，将蒜煎出味后捞出，把凤尾鱼放入油中，加入事先煮过的西蓝花，烹饪几分钟。然后再加入切成条状的小番茄干，撒上任意量的小辣椒。将煮得不太烂的面条捞出，然后把它和几勺煮面水一同倒入调味的平底锅中，搅拌，让所有的味道相互融合。

我特别喜欢荞麦面，因为这种面粉富含纤维素和矿物质，含糖指数低，不含麸质。它不会给人一种食用精制面粉后的沉重感，并且荞麦面含有纤维素，可减少人体对糖分的吸收，是上佳的"无压力"食物。还有藜麦面和由卡姆小麦制成的面条也不错，加入豆类（如鹰嘴豆、豌豆）的面条更佳，保留了豆类的所有优点，烹饪时间短，容易消化，开胃可口，并且不会造成腹胀和肠道不适，也可以作为晚餐第二道菜的替代品。

西蓝花对于呼吸器官来说非常有益处：除了含有丰富的抗氧化剂，还是萝卜硫素的天然来源。萝卜硫素具有显著的肺部消炎作用，因为它与某种保护肺功能的基因表达相关，能够抵抗污染物及一些会引起发炎的物质，包括香烟释放出来的烟雾。相反，抗氧化剂对于阻止自由基非常有效，自由基会加速组织衰老，包括呼吸器官的组织。

而几乎所有十字花科家族的蔬菜中都含有抗氧化剂，如西蓝花和甘蓝。此外，纤维素是可以改善肠道功能的极为重要的物质。

小番茄干除了可以增加菜肴的味道、减少盐的添加，还可以带来丰富的维生素 C（含有大量维生素 C 的食物有助于肺部将氧气有效地传输到整个躯体），并且含有茄红素，这是一种极好的抗氧化物质，能降低血液中的胆固醇水平。

大蒜因为含有大量的大蒜素，可以说是一种天然的抗菌素和消炎药。它有助于对抗脂肪沉淀、自由基的生成，同时还有助于减轻哮喘。

性行为中的呼吸

大家是否发现，在进行性行为期间我们的呼吸功能更好？

是的，因为在性行为期间，人体就像处于长时间的压力状况下——我们将其定义为良性应激，会发生某些生理上的反应。在这个过程中人体会释放出儿茶酚胺，它是像肾上腺素和去甲肾上腺素一样的激素，会立即进入血液循环，带来瞬时反应。这类似于在危险情况下产生的"战斗还是逃跑"反应：心跳频率增加、压力增加、能量消耗增加，并伴有支气管扩张和外周心血管收缩。这些都会使我们呼吸得更好。除此之外，在"战斗还是逃跑"阶段，人类会扩张鼻孔，以示挑衅，这会让更多的空气进入体内。

我并不想建议大家通过性活动来治疗感冒，但毫无疑问，它能让我们呼吸得更好，而这也是经过科学验证的！

我还要提醒各位，睡前进行性活动具有比安眠药强 10 倍的催眠效果，对于正在承受压力的人而言这是比药物更加天然的方法。不仅如此，性活动还可以在早晨进行，因为这有助于在放松状态下开启一天，去更好地面对早上的问题。

但如果这一天需要进行体育运动，那么性行为可能是一种禁忌。从生理学上看，如果它是在比赛前两小时内进行的话，性行为可能会给体育表现带来消极影响；相反，从心理学上看，由性行为引起的放松感能为体育表现带来好处，在耐力性运动和需要集中精神的运动中更是如此。在这种情况下，睾酮、皮质醇及葡萄糖的激素变化都是最小的，没有证据表明其对体育运动表现有任何影响。

不过，先让我们更好地深入到性活动的呼吸之中吧！

我们知道，往身体的特定部分吹气，尤其是耳垂附近或者脖子这些敏感区，具有极强的刺激性。通过刺激嗅觉的神经细胞，尤其是当伴侣闻起来很香的时候，是非常有效的。但我们不要忘记，在性活动期间男性会分泌睾酮。在生物学上，这是一种女性兴奋剂，对于她们来说，身体气味和香气的混合毫无疑问会给呼吸带来刺激，而这是极好的基础，可以顺利开始……像大家常说的："良好的开端等于成功了一半！"

据说，性行为有助于更好地呼吸。而且，还存在着一种通过呼吸来实现性行为的方法。虽然直到现在我都无法找到科学证据，不过我可以和大家聊聊这种方法——我保证，不是我发明的。它还被应用到以运动为目的的高压氧治疗、情绪平衡和其他问题的治疗中。这种被称为"循环呼吸"的方法利用兴奋状态，通过横膈膜和呼吸速率来实现情感—理性的分离。

实际上，人们可以通过与伴侣创造一种呼吸上的联系，吸气与呼气实现同步，从而进入和谐的性爱状态，这在心理层面会产生极大作用。随后，如果这种联系呈现出一种循环进程，即自己与伴侣持续地吸气和呼气，受控的过度换气会促成一种美妙的狂欢。不过要注意最后环节的管理，尤其是对于我们男士来说，在这个到达愉悦顶峰的时刻，我们会因横膈膜阻滞而出现呼吸痉挛，从而阻止我们创造一个持久而成功的状态。因此我们要避免任何的阻滞，不要屏住气息，而是要释放热情，继续流畅地调节我们的呼吸，同时依从伴侣的呼吸……我敢肯定，大家会体验到更加强烈的热情，一同满足！

孕期呼吸

许多女性会问，她们在孕期适合进行哪类体力活动，需要避免过度用力的准妈妈们对此尤为疑惑。

孕妇进行呼吸技巧练习是一种极佳的选择，因为它能缓解分娩的压力，改善分娩过程。

从运动角度来看，呼吸练习有助于消除肌肉紧绷及背部的骨骼压力，有利于血液循环。由于额外的腹部重量，孕期常常会伴有腰骶疼痛，呼吸练习还有助于预防腰骶疼痛。

具体来说，一些瑜伽姿势搭配适当的深呼吸和呼吸控制有助于恢复对身体的感知，减少与怀孕有关的焦虑。其中最重要的好处之一是放松。通过呼吸练习，人们会获得长时间的舒适感。放松技巧，以及增加关节和骨盆的弹性以创造更大的空间，在缓解分娩疼痛和婴儿出生之时显得极为有用，这能进一步帮助女性。

以下是一个非常有用的练习：

- 站立，双臂放松沿体侧放置，手掌外翻。
- 双腿叉开，双脚朝外呈 45 度左右夹角。
- 骨盆后倾（通过收缩臀肌达到）。
- 保持肛门括约肌收缩。
- 用腹部深深地吸气且缓慢地呼气，延长呼吸时间。

通过这样非常简单但需要一定努力的自我倾听练习，你会感知到对腹部区域的控制，只需通过胸廓的横膈膜和会阴部管理来进行练习。如此一来，你就能掌握正确的横膈膜呼吸，控制骨盆区域，这将在分娩时给你带来巨大的好处！

呼吸的游戏：儿童实验、锻炼与游戏

无论在哪个年龄段，游戏都是极为重要的。即便我们长大之后，我们也喜欢玩耍，以度过无忧无虑且幸福快乐的时光。也许是身处绿荫之中或是美妙之地时，我们能畅快呼吸并得到放松。

自出生起，人类会度过许多阶段，无论美好与否，都能使我们成长。在这个旅途中，我们的呼吸会发生改变。有些阶段让我们透不过气，给我们的生命留下深深的印迹……这些感受始于我们降生后的第一次呼吸。

通过法医学领域的工作，我发现了从未想过的的事情：我们进行的第一口呼吸——标志着从子宫内部世界过渡到外部世界的人间生活，带来了一系列令人难以置信的信息。第一次哭泣会给我们留下不可磨灭的痕迹，余生都将携带——所谓的"新生儿纹"[1]，可通过电子显微镜观察到。

然后，随着时间的推移，我们的呼吸会随着成长发生变化：随着岁月的流逝慢慢地丢失了用腹部呼吸的技能。海豚人，生于水却被流放于人间。

在发育过程中，男性和女性在呼吸方面也遵循着不同的路径。在青少年时期，男性的肺功能比同等年龄的女性发达。确切地说，8~10岁的女童的呼吸能力比男童低10%，而在第二次峰值前后，即约12~14岁，这个数值会达到20%。这种差异很有可能取决于睾酮分泌上的不同，这是促进肌肉发展的雄性激素。

科学研究表明，生态环境会影响呼吸能力，这使得成长于乡村的孩子与成长于城市的孩子会有所不同。

在生命的第一阶段，即20岁之前，肺部功能达到顶峰，而60岁以上成年人的呼吸功能平均比9岁左右的儿童还要低。因此，尝试在岁月的流逝中保持呼吸能力，甚至从童年开始就养成一些健康的习惯，是非常重要的。

---

1 意大利语为 stria neonatale，是指胎儿从子宫出来的那一刻因受惊而在牙齿的珐琅质留下纹路。在法医解剖学中，如果从尸体无法查明婴儿出生时的死活，就会看其牙根胚胎有没有"新生儿纹"。——编者注

可惜，在当下快节奏的生活中，许多事情都被认为是理所当然的，其中就包括儿童疾病。人们曾认为，过敏、扁桃体肿大、牙齿畸形、经常感冒、打鼾、气喘和学习障碍等问题都是无法避免的，儿科医生、耳鼻喉科医生、正畸医生和神经精神科医生的候诊室里挤满了孩子，就好像他们在参加生日派对。

流行病学研究表明，33% 的孩子呼吸得很糟糕，这些问题在西方国家（主要是城市化和科技化的国家）急剧增加，但儿童的健康状况并不总是如此。随着时间的流逝，它从急性病转化为以免疫系统反应改变为特征的慢性病。这种现象的共同点似乎是由我们的生活方式和人工干预引起的幼儿呼吸和吞咽机制的改变。孩子们常常用口腔而不是用鼻腔呼吸（我在第 3 章中曾对该问题进行过讨论），近年来，这一比例上升了 50%。

这导致了儿童的各种疾病和功能障碍，也为成人的疾病和功能障碍，特别是慢性退行性疾病和功能障碍的出现埋下隐患。事实上，这些人成长过程中由于长期不正确的呼吸习惯导致免疫系统出现了缺陷。此外，研究表明，专注力障碍和记忆障碍常常从年幼时就会显现出来，随之而来的是学习障碍和学习成绩低下。所有这些问题都与这一事实有关：不用鼻腔而用口腔呼吸，中枢神经系统——进而是大脑——会出现氧合指数降低的情况。

因此，从孩子很小的时候就培养他们的呼吸意识有助于其健康成长，同时可以保持他们天生的横膈膜呼吸能力和他们体内的"海豚"。

出于此目的，父母应当去改变一些特定的习惯，以此来获得崭新、有益且健康的习惯。

首先，父母应合理地管理饮食，关注真正对健康有益的食物。饮食中应当富含维生素 A（胡萝卜）、维生素 B（麸皮面包）、维生素 C（柑橘类水果）、维生素 D（Omega-3 脂肪酸，即上好的鳕鱼肝油），注意减量或暂时不吃会产生依赖性的、造成不舒服或不耐受的食物。鉴于如今人们总是急匆匆地吞咽食物，父母要在饭桌上教导孩子们细嚼慢咽，避免吞咽未被咀嚼完全的食物。为达到这个目的，应在餐桌上准备具有一定硬度的食物，为了咽下这些食物，必须要利用口腔及其附带的肌肉组织，而不仅仅是牙齿。

其次，如果想让孩子们健康成长，从肌肉和呼吸的角度就需要让他们多参与体育活动，最好是户外活动。在这一方面，需要明确以下几点。

露天活动可能有害这一想法是错误的。如果家长担心孩子们可能会患上感冒或是受伤而让他们只在家中待着，会降低他们的免疫防御能力。这样一来，孩子只会更加频繁地生病，产生过敏等。

由于家庭作业过多，或是父母们担心如果进行体育活动，孩子们会过于疲累，而使得孩子们长时间待在室内，这个问题是可以解决的。

孩子们对电视、电脑和电子游戏已经形成依赖，这是健康成长的主要敌人。通过限制其使用电子产品的时间就能轻易找到解决方法。

父母应当意识到，除了儿科医生的建议和检查外，那些在成长过程中形成的消极或积极的习惯，都会在心理、神经、内分泌、免疫层面上产生难以改变的影响。

最后是呼吸。呼吸也有它自己的"成长"过程，这在发育期尤为重要，因为发育期正是塑造、发展的时段。呼吸往往会被人们完全忽视，认为这不算什么问题。我们已经看到，不正确的呼吸方式恰恰始于口腔，这在童年会造成一系列的重大问题，不仅会危害面部和牙齿的发育，还会造成肥胖、头痛和其他与不正确的呼吸有关的疾病。

孩子如同海豚

一个孩子对自己的呼吸有多了解？答案很简单：如果成人对呼吸都很少关注，那么孩子更无法察觉。我会通过游戏教会孩子们像海豚一样呼吸，让他们意识到呼吸及其重要性。

这个游戏既可以在陆地上进行，也可以在水中进行。在水里我会花些时间和他们一起玩耍，进行寻找宝藏的游戏，或是发现尼莫的精彩世界，让他们像小鱼一样慢慢地成长，直到变得自主自发。在实验期间，我会向孩子们解释怎样才能变成海豚，这个过程中所创造的东西则是真真正正的魔法……

第一步是讲故事。从我与魔鬼鱼、海豚、鲨鱼、鲸鱼和乌龟的水中奇遇讲起，描述大海的美丽。如果想实现自己的梦想，就请相信大海的力量……就像发生在我身上的一样！然后我会向他们解释以正确的方式摄入食物的重要性，否则他们永远不会长大，无法变强，也无法像大海里的朋友们那样，可以屏住气息好几分钟潜入大海深处。我所要传达的信息是我们不应该为了生存而吃饭，而是应该学会为了生存而获取营养。此外，我们应该动起来，进行体力活动，同时以正确的方式呼吸。

这是我提出的第一项练习，以此让孩子们意识到呼吸是多么重要。

- 我会让孩子们坐好，数自己静止时一分钟内的呼吸次数。
- 让他们小跑或快步走，或者进行原地跳跃，持续活动 1~2 分钟。
- 停下来后，让他们重新数自己一分钟内的呼吸次数，让他们注意到前后差异。
- 同样的话题，我会在请孩子们遵循相似的游戏规则时重提：
  - 屏住气息（持续少数时间）直到坚持不住为止，并记录屏息的秒数。
  - 进行 1~2 分钟的体力活动。
  - 再次屏住呼吸，记录所费时间，并留意与以前相比所用时间的差异。

这两个小游戏足以让孩子们明白，呼吸是我们人体首要且不可或缺的功能，身体的活动越大，对呼吸的需求就越大。

下一个步骤是让孩子们理解"获取"空气有多么重要。使用裁缝的软尺，先测量休息时的胸廓，然后大吸一口气，接着呼气，记录下所发生的变化。

最有趣的部分来了。

我会根据年龄把孩子们分组，利用简单的物品，如杯子、吸管、纸巾，还有颜料、报纸和水瓶，期间还会提醒他们喝水和补水的重要性。

我们可以在户外进行这项游戏，就算我们把地画弄湿，也不会搞出大麻烦，也不用去擦干地面。

要如何让孩子们知道我们能够吸入或呼出多少空气，明白测量一些看不见的事物并非易事呢？

实验 1：测量空气。这是非常容易且有趣的。我们需要一个装满水的大碗、一个没有软木塞的空塑料瓶和一条吸/排水用的橡胶管。预先在瓶子上标记一些槽口，分别对应 100 毫升和 200 毫升的容量。

将橡胶管的一头插到瓶里，然后将瓶子倒置于水中。做实验的孩子通过从管子的另一头深深地吸气，让水进入瓶中，这样就能测量出成功交换了多少空气/水。

这一概念反过来也适用于呼气：拿一个瓶子，装满水，快速翻转瓶子，将瓶子口朝下浸到装满水的盆中。此时将管子插入瓶中，让孩子对着管口长长地呼一口气，排空瓶中的水。在这两种情况下，移动的空气/水都可以得到测量。这可能会给孩子们带来一些挑战，不过，可以看出他们的呼吸能力在实验结束时是否得到提升。

实验 2：漂浮杯。这个游戏与实验 1 相似，但是不会用到水，以免将水弄得到处都是。口中含着一根吸管，仰起头，在吸管上面放一个小纸杯，试着尽可能地吹气让杯子上升。这时人们就会清楚地感受到，通过长时间呼气来让杯子保持"空中漂浮"是多么困难。接下来用相反的方式进行同样的游戏，看看谁能够"吸"住杯子。这一次，头部朝下，通过一次长时间的吸气来保持杯子吸附在吸管上。对于孩子们和我而言，这个实验都是很有趣的。首先是因为他们需要懂得如何呼吸，然后等他们明白了，我就会让他们一边走路一边尝试，大家时不时爆发出一阵大笑！

我敢打赌，就连成年人此刻都会有去厨房拿吸管，马上尝试让纸杯或纸张上升的冲动……我让很多冠军进行过吸管训练，但我不会说出他们是谁：这是职业秘密！

做完这些有趣的小实验，我就会教授孩子们呼吸的基本原理。腹式呼吸对他们而言确实显得非常容易。但我的目标不仅在于教他们呼吸，还要教他们理解横膈膜呼吸和胸部呼吸的不同，而这要从理解鼻腔呼吸与口腔呼吸的不同开始。

我们要先进行一个简单的过渡。

- 我会请孩子们仰卧，将双手放在肚子上并呼吸，在吸气阶段让腹部鼓起，呼气时则使腹部下降。
- 然后我会让他们在进行上述训练的基础上加一份负重，也许仅仅是他们的一只鞋。将鞋子放在肚子上，会增强人们对呼吸行为及所涉及的身体部位的感知。
- 请孩子们将双手放在胸腔上：他们要在吸气时鼓起胸腔，呼气时将其降低。
- 同样地，在上一步练习的基础上轻微增加负重，这会增强对呼吸行为及所涉及的身体部位的感知。

第 2 步和第 4 步通常是在搭档的配合下进行的，就像前文成年人一样（参见第 103 页"让我们一起呼吸"），让搭档把双手放在躺着的人手上，以增加对呼吸的感知和双方的同一性。

为了使他们达到卫生的标准，我会教他们交替使用鼻孔擤鼻涕的方法，让他们去感受如何用自由、干净的鼻子更好地呼吸。

之后，我马上会让他们：

- 用鼻腔吸气，用鼻腔呼气。
- 用鼻腔吸气，用口腔呼气。

- 用口腔吸气，用鼻腔呼气（我敢打赌，你也正一边阅读一边这么做着）。

最后一个步骤，看似简单实际却并非如此。在这一点上我对职业运动员的要求比较严格，坚持让他们学会通过鼻子和嘴来管理空气，而这一点之前他们通常无法察觉到。事实上，如果你试着用嘴吸气，然后用鼻子呼气，你就会无意识地在鼻腔呼气阶段闭上口腔。最微妙的是让你意识到，你可以在仅用鼻腔呼气时保持口腔张开，这是因为在软腭下摆的同时舌头上升了……但这是个相当复杂的问题，我会在下一章节中详谈。和孩子们在一起时我只乐于让他们尽情玩耍、做鬼脸及让他们用鼻子和嘴巴呼气！

以上一项练习为基础，可以进行混合练习，比如：

- 从鼻腔吸气，从鼻腔呼气；然后从口腔吸气，从口腔呼气。
- 从鼻腔吸气，从口腔呼气；然后从口腔吸气，从鼻腔呼气。
- 从鼻腔吸气，从大张的口腔呼气，同时发出字母"A"（啊）的音。
- 从鼻腔吸气，从半闭的口腔呼气，同时发出字母"C"（西）的音。
- 从鼻腔吸气，从半闭的口腔呼气，双唇闭合，同时发出嗡嗡声。

这就是我教人们如何延长呼气时间的方法。

然后我对于体育和运动的所有热情浮现，开始让他们动起来，从简单的事情开始，先是活动关节，然后是运动。这些练习十分有趣且很有益处，不仅仅是对孩子而言，对于成年人也是如此。试试吧，你的呼吸会获得改善的！所谓的"呼吸行走"（breath-walking），就是专为成年人设计的：这是一种行走式的呼吸，一种有意识的呼吸技术，与简单的呼吸同步运动相结合。由于呼吸和步行是最简单和最普遍的人类活动，它们可以成为个人在身体、情感和智力层面上进行转变的强大工具。

集中精力，通过鼻子呼吸，使用身体不同区域练习。

头部和颈部：
- 吸气的同时头部后仰，眼睛望向天空，呼气的同时头部朝前垂下，眼睛望向地面。
- 吸气的同时头部倾向右侧，呼气的同时头部倾向左侧。
- 吸气的同时头部转向右侧，呼气的同时头部转向左侧。

肩膀和上肢：
- 吸气的同时抬起右肩，呼气时放下。
- 吸气的同时抬起左肩，呼气时放下。
- 吸气的同时抬起双肩，呼气时放下。
- 吸气的同时向上转动双肩，呼气时向下转动。
- 吸气的同时向前抬起一条手臂，掌心朝上，呼气时放下手臂。
- 吸气的同时向侧方抬起一条手臂，掌心朝上，呼气时放下手臂。
- 用另一条手臂重复最后两个步骤。

最后两步可以用双臂同时进行。此外，还可以加入一些改变，比如：

- 双手放在胸口。
- 双手放在颈后。

胸廓和脊柱：

- 吸气时扩展上半身，呼气时上半身向前倾斜。
- 吸气时扩展上半身，呼气时上半身向左右侧倾。
- 吸气时扩展上半身，呼气时上半身向左右侧转。

这些练习可以加入一些双臂对称或不对称的运动，比如：

- 将一只手放到胸口，而另一条手臂朝外，手心向上。
- 将一只手放到胸口，而另一条手臂朝前，手心向上。

腹部：

- 吸气时鼓起肚子（放松腹部），呼气时把肚子往里收（收缩腹部）。
- 吸气，同时放松腹部，屏住气息几秒钟，然后呼气，同时放松腹部。

这些练习多多少少有些简单，它们是根据儿童的年龄和互动水平提出的，虽然短暂但应认真对待。有时候，尤其是与约 10 岁左右的孩子们一起时，我会让他们在运动中进行这些练习，即一边走路一边做练习。这真的是一种美妙且有趣的练习方式，尤其是对我来说！

现在我们已经学会了呼吸和加热身体引擎的正确方法，游戏开始了！

玩和学习

呼吸是最简单、最有趣的天然游戏，完全免费且没有禁忌，没有年龄限制。可以证明这一点的是，我们所有人，即使不再是孩子，也喜欢在生日那天吹蜡烛。这个举动总是能让我们兴奋不已。我们每年都会这么做，因为它能够给予我们特别大的喜悦感。

然而呼吸不仅仅是游戏，我阐释呼吸的时候，会教孩子们尊重环境的基本准则。

我们所呼吸的空气质量的恶化，也取决于我们自身和我们的态度。世界卫生组织最近公布的数据显示，大气污染是一种无形的杀手，每年造成 300 多万人过早死亡，其中 36% 死于肺癌，35% 死于其他肺病。幸运的是，人们仍然能够广泛地做出改善生活质量和健康质量的选择：一些城市采取了减少大气污染措施，已取得成功。

但个人选择同样重要。在认识空气和水的过程中，孩子们应当明白他们的每个行为都会受到所生存的环境的制约，反之亦然。我的目标是让他们学会尊重规则，玩得开心。如纳尔逊·曼德拉（Nelson Mandela）所说："教育是改变世界最强有力的武器。"

让我们为了教育、为了学习玩耍吧！

纸巾游戏

- 躺在地上，将一张纸巾放在脸上，试着使之远离面部，但双手不要碰到纸巾。先是用口腔吹气，然后用鼻腔呼气。
- 坐着，将纸巾放在双手手心里，向前延伸双臂，然后试着通过吹气去移动它。
- 双人式：一方首先将纸巾放在离另一方的鼻子（或嘴巴）10

厘米处，然后是15~20厘米处，另一方先吸入空气然后将其呼出，以此去吹动纸巾。当游戏变得有难度时，可以利用吸管来远远地吹动纸巾，甚至试着让它像风筝一样飞起来。

结束这个游戏之后，如果我们所有人都用鼻子呼吸，且方式正确，就不会对自己造成伤害。最后记得将用过的纸巾扔进纸篓，不要弄脏环境！

气球游戏

利用腹式呼吸让气球充满空气。等气球装满了空气，试着使它们保持在空中，不要让它们掉落，方法是通过半闭的双唇或是利用吸管吹气。然后每个人开始沿着既定路线吹动气球，比赛谁先将气球吹过终点线。

杯子赛跑

给每个孩子发一个纸杯，将杯子翻转过来放在地上，然后让孩子们用吸管朝杯子吹气，以此来推动杯子沿着既定路线前进——双手不要碰到杯子，先到达终点者获胜。在这个游戏中我们可以根据年龄去做一些变化：比如在纸上画海豚、乌龟或是其他海洋动物，折成纸船，然后给纸船上色，之后依旧是通过吸管吹气，将纸船推入我们事先用小纸板做好的"港口"中。引擎爱好者还可以利用卫生卷纸的纸筒，并将其上色，或者贴一些一级方程式汽车的图案。举办比赛，可以是单人赛、双人赛、组队赛，也可以是接力赛。我们还可以用乒乓球来进行世界上最疯狂的比赛，为热衷足球的人制作一些小小的球门来"吹"着玩：将球吹入对手球门者获胜。

没有蛋糕的蜡烛

没有比生日会更适合学习吹气的场合了！但即便没有派对和蛋糕，人们也可以吹蜡烛。我们可以朝它们吹气，但要注意别让蜡烛熄灭；或者逐渐远离蜡烛，看看在哪个距离可以吹灭蜡烛。为了使游戏变得更有难度，我们会用到吸管，同时学会从鼻腔吸气，从口腔吐气，去吹灭最远的那根蜡烛，甚至还可以用一口长长的气来吹灭大部分的蜡烛。

吹泡泡游戏

还有什么比造泡泡更有趣的吗？拿来一口小锅或一个纸杯，装满水；然后我们通过协调口鼻之间的呼吸，用吸管吹出大量泡泡。如果我们够大胆，那就加一滴皂液和一些配料，这样我们就会得到一份"神奇药水"，通过我们的"魔法棒"可以吹出一些气泡，将天空染成彩虹的颜色。

一起跳进水中

好了！孩子们已准备好和我一起跳入泳池，化身小小的海豚。

那么准备好，注意，跳！我们会戴上面具和脚蹼，以漂亮的身姿跳入水中！

在水里我会让大家认识水下世界，而这是水下运动的基础。我们会学习漂浮、呼吸、吹出许多漂亮的泡泡、像海豚一样活动、收集、在水中保持双眼睁开，还会开展其他好玩的活动。

但安全第一，我们要先学会尊重水，而后学会如何防止发生意外。近来的统计调查显示，几近 40% 的意大利人不会游泳，而只有 32% 的人会通过正确的呼吸去游泳，仅仅 35% 的人能够在泳池或海里保持双眼睁开。世界卫生组织认为，儿童溺亡是意外死亡的主要原因之一，而每年全世界约 300 万儿童在水下事故中遇难，或者具有溺亡的危险。在意大利，每年的溺亡数是 400 人，其中 17% 的遇难者是儿童。

父母在儿童的水教育和安全方面也扮演着重要的角色：从第一次洗澡到发现大海，规则必须明确，在水中孩子必须知道该怎么做。

来吧，孩子们，和我一起下水！

呼吸与健康

此书的最后一章，是以"运动中的呼吸"为主题。在探讨这个主题之前，我将先探讨呼吸技术与疾病之间的关系，当然不仅仅是呼吸系统的疾病。

哮喘

哮喘是一种呼吸器官的炎症性疾病，患上哮喘时呼吸器官内的空气通道会变窄，进出肺部的空气量随之减少。根据世界卫生组织的推算，全球范围内遭受此种疾病影响的人大约有 2.35 亿。呼吸性疾病正呈增长态势，这既有遗传学因素，也有环境污染的原因，如哮喘就与吸烟有关。这种炎症是由免疫反应异常引起的。这是一种无法治愈的疾病，但可以根据哮喘的类型，通过全年或是在一年中的某些特定时期服用抗生素来进行治疗。

瑜伽调息法是用来控制呼吸的瑜伽技巧之一。对于患哮喘的人群而言，它是一个非常有用的工具。一项于 2014 年发表在《变态反应、哮喘和免疫学纪事年鉴》（*Annals of Allergy, Asthma and Immunology*）上的研究报告指出：瑜伽即使不是用于哮喘治疗的常规方式，瑜伽中包含的呼吸练习仍然可以作为一种辅助工具或是一个有效的替代选项。即使是简单的 1∶2 的呼吸练习（呼气时长是吸气的两倍），也有积极的效果；缓慢和可控的呼吸，甚至包括短暂的屏息也同样有效果。另一项有利于哮喘病患者的练习是鼻孔交替呼吸法，这是一个清洁鼻道，增加一氧化氮（NO）吸收的技巧。通过延长吸气与呼气之间的停顿时间，或用双手同时堵住两边鼻孔，可以使这项练习变得特别有效：这将会增加氮的浓度。我记得这种分子可以通过鼻腔被激活，不仅具有抗菌功能，还有助于血管的放松和扩张。

有必要提醒各位，布泰科呼吸法是 20 世纪 50 年代由乌克兰医生康斯坦丁·布泰科（Konstantin Buteyko）提出的呼吸技巧，它曾经遭到传统医学的反对，而现在越来越频繁地出现在气喘的治疗中。早在 20 世纪 90 年代就进行过几项相关研究，其结果在今天已得到证实，改变呼吸方式的哮喘患者在短短 3 周内就减少了 90% 的支气管扩张剂和 50% 的可的松的用量。

几年前，在 2012 年伦敦奥林匹克运动会上，世人看到了 400 米跑步比赛的冠军萨尼亚·理查德–罗斯（Sanya Richard-Ross）闭着嘴巴跑步，这引起了相当大的轰动。而她正是从呼吸教练那里学会了布泰科呼吸法。发表于日本《生理学杂志》（*Journal of Physiology*）的一项研究报告指出，研究人员对比了通过鼻腔呼吸与口腔呼吸产生的一氧化氮数量。可以确定，用鼻子呼吸时一氧化氮的含量随着练习强度的增加而变多，但用口腔呼吸时就没有这种现象。恰恰是这种无色的气体，在维持体内平衡、减少空气通道阻力、增加肺部空气流量方面起着非常重要的作用，同时可中和细菌，促进血管内平滑肌细胞的松弛。

因此，呼吸训练如今在医学中扮演着越来越重要的角色，在某些情况下甚至可以代替药物治疗。

吸烟带来的疾患

吸烟有害健康这是众所周知的。从口腔到肺部以及身体其他部分，它都带来了危害。然而可以戒烟吗？如何戒烟？最主要的是，人们可以恢复已经受损的健康吗？答案是："可以的！"

吸烟是第一个可以避免患癌的诱因；欧洲每年都有约50万人死于肺部肿瘤，其中90%的死亡可归咎于吸烟。不吸烟但与吸烟者共同生活的人，其风险也会增加。吸烟除了会诱导呼吸器官肿瘤的形成，还会导致口腔、喉、食管、胃、胰腺、膀胱、肾和子宫颈上的肿瘤。慢性阻塞性肺疾病（COPD）则是20%的吸烟者的命运。

吸烟者常常表现出短促且粗浅的呼吸，它集中在上半身的上部，是典型的胸式呼吸，同时还伴随着咳嗽、焦虑及对空气的渴望。这种呼吸的功能性较差，效率更低且更费力，因此血液和身体组织的氧合作用更弱。

一项有针对性的训练可有效恢复整个呼吸功能，包括最容易被忽视的横膈膜的功能。要进行这项练习，只需每日花上10分钟即可。在这10分钟里，不要阅读，关掉手机和电视，专注于自己的呼吸。

呼吸技术也可以帮助戒烟，尽管意志力是戒烟唯一的、真正的先决条件。科学上有许多练习可以利用，整个呼吸病理生理学都提供了非常有趣的恢复肺部功能的方法，但构成一切的基础必然是个人的意识和主观能动性。

为了抑制吸烟的欲望，你可以试着坐下，也可以站着，只要姿势舒适即可，然后开始慢慢地且深深地吸气，尝试先扩张腹部，然后是胸廓，保持颈部和肩膀不动，肩膀足够放松。屏住呼吸，一直数到5，然后缓慢地呼气，直到腹部和胸廓被排空并回到原来的位置。这项练习可以在镜子前进行，一开始照着镜子做会有很大的帮助！不过，当人们获得更多的认知时，闭着眼睛来做这项练习也非常合适。为了让练习更加有效，我建议将精神集中于身体所有的肌肉。在每一次呼吸时，都需要想着身体的某个部位，使它逐渐地拉伸、放松和松弛。在第一次呼吸时放松前额，第二次放松眼睛，然后放松下巴、脖子，一直向下，直到双脚。这是一次健康的呼吸，能够使人放松、重生，尤其是可帮助人们重塑呼吸，远离吸烟的需求。

对于那些同时伴有严重咳嗽症状的人，我建议进行一项简单、有趣且非常有效的练习。拿来一个瓶子，装有 10~20 厘米高的水（如果患有慢性阻塞性肺疾病的话，水要更少），以及一根长约 80 厘米、直径约 1 厘米的小管，将它像吸管一样浸入水中。然后从鼻腔吸气，屏住气息 3 秒钟，然后通过小管吹气，让瓶中的水发出汩汩声，但是不要太用力。早上刚起床及晚上睡觉前做这项练习，有助于改善肺部换气和气道排空，它还有助于使分泌物从肺部上行至口腔。当你开始戒烟后，时不时地就会产生抽烟的冲动，尤其是在非常紧张的情况下。重要的是，要学会如何面对这些时刻，这样就不会重蹈覆辙。你要记得，吸烟的欲望在 5 分钟后就会降低强度，而度过这 5 分钟是非常简单的！你可以做一些令人愉快、有趣且分散注意力的事情，如做呼吸练习、打电话给朋友（最好是非吸烟者）、听音乐、走出家门去散散步或者骑自行车转一圈等，来帮助自己度过这 5 分钟。如果这些事情你一件都做不到，那么就慢慢地一口一口地喝水，让水停留在口腔内几秒钟，然后再吞下去。

要记住，从熄灭最后一根香烟的那一刻起：

30 分钟内：脉搏、动脉压及手脚温度会回归正常。

8 小时后：血液中的氧气水平会上升，而一氧化碳水平则会下降。

24 小时后：血管梗塞的风险降低。

48 小时后：味觉和嗅觉得到改善。

72 小时后：支气管变松弛，呼吸变得更容易，肺容量增加。

1~9 个月后：体力增加，咳嗽、疲劳、呼吸短促、鼻窦充血等情况会减少，呼吸器官的防御机制会得到改善。

1 年后：患冠心病风险减半。

10 年后：死于肺肿瘤的风险与非吸烟者相同。

我是否成功说服了你？

癌症

早在 1933 年，诺贝尔奖获得者奥托·海因里希·瓦尔堡（Otto Heinrich Warburg）就一直是"氧气可在抗癌过程中发挥作用"的最大倡导者之一。如今，越来越多的科学证据表明，体力活动与降低产生肿瘤的风险之间存在关系，研究显示，体力活动在克服肿瘤类疾病中具有积极效果。

人们认为，10%~16% 的肿瘤病例是由久坐不动引起的。运动的积极效果包括改善心血管、肺部、内分泌、新陈代谢、能量平衡、免疫反应、氧化过程及 DNA 修补。身体锻炼会降低 BMI（身体质量指数），减少超重和过度肥胖问题，而这些都是主要的风险因素。此外，锻炼还可以降低循环激素水平，尤其是雌激素和血糖水平，能调节炎症和免疫系统，还可以提升有氧运动能力、柔韧性和体力。身体锻炼还会增加内啡肽，而内啡肽有利于改善心情和自我评价，自我评价则与对自身身体形象的感知有关。

评价身体锻炼的类型、强度、时长和频率也很重要。中等强度的有氧运动（如快走、跑步、自行车运动、游泳）更为有效，相当于最大摄氧量（VO_2max）的 70%。

帕维亚大学体育医学中心与帕维亚马格里基金会的胸科合作，自 2012 年起开展了一项综合研究项目，以了解运动对肿瘤的影响。如今，我们可以说，具有癌症病史的患者，其 VO_2max 水平比健康人群低 30%，但是在进行了有针对性的身体训练之后，他们有了显著的改善。运动不仅在预防肿瘤风险方面起着关键作用，而且在疾病活动期和治愈后的康复方面也是一种有效的治疗手段。它强化了身体功能并能够提升生活质量，抵消了特定治疗的一些副作用，可防止复发，降低死亡率。

呼吸技术有助于改善有氧运动，因此应被视为必不可少的，因为 70% 的毒素通过呼吸排出，剩余的 30% 则通过汗液和粪便排出。

此外，伯明翰的一些研究人员近来证实，屏住呼吸约 5 分钟，有助于稳定胸腔，使罹患乳腺癌的女性的放射治疗效果达到最佳。因为如果能够保持胸部不动，便可以在不损伤周围组织的情况下有选择性地命中受影响区域。这是一项新的成功。

8

运动中的呼吸

呼吸练习能使运动表现得到多大程度的改善？

近来的科学研究表明，游泳运动员、自行车运动员、跑步运动员和赛艇手不仅可以通过有针对性的呼吸肌训练来提高他们的运动表现，还可以通过屏息来提高运动表现。

空气是我们生命最主要的燃料，而肺部则是其"储存箱"。从这个角度看，针对呼吸进行训练意味着干预燃料的辛烷值，改变肌肉的氧合作用。怎么做能得到 110 辛烷值而不是 95 辛烷值？人们能感受得到不同呼吸能力带来的表现差异。

让我们试着弄清楚，当我们游泳、跑步或者快走时到底发生了什么。所有人，包括运动员，在某一刻都会感觉到所谓的"气喘吁吁"。

当呼吸肌疲劳时——缺乏训练的肌肉首先疲惫——身体会进入某种"生存模式"，从运动肌中提取血液，然后将氧气输送到呼吸肌中。这样一来，缺乏氧气和能量的运动肌会迅速疲劳。因此，增加呼吸肌的肌力和耐力可以防止长时间运动中过早出现疲劳，使运动员能够减少疲劳，延长最佳状态的时间，这样就不会影响他们的运动表现。

其中，所涉及的是那些能引起胸腔容积变化，决定着肺部空气的吸入或呼出的肌肉。我们要记住，胸腔的扩张首先取决于肋间外肌和横膈膜的收缩。在深度吸气中，除了这些肌肉，还有斜角肌、胸锁乳突肌、胸小肌和前锯肌（吸气肌）在发挥作用。通常情况下，呼气不涉及肌肉活动，因为胸腔仅仅通过放松吸气肌及胸腔壁和肺的弹性（被动呼气）来恢复其静止位置。只有在用力呼气时，即在一项多少有些剧烈的体育活动中，才会有肋间内肌、腹直肌、腰方肌（呼气肌），以及横膈膜的参与。

如果训练有素，呼吸可以给我们带来很多不可思议的，但常常被低估的好处：延缓疲劳和更为迅速地消除疲劳。我们还会获得一系列关于健康和预防的极其重要的理念。

比如，胸—肺系统的弹性，我们的储存箱。该系统的弹性越高，所需的能量就越低，所需的代谢耗氧量也越低，就有更多的氧气可用于运动时的肌肉系统。通过呼吸练习来加强肌肉，可使它们更有弹性；同时，也可以进行伸展运动使它们更有弹性：这能让我们的呼吸更加有效。此外，最近有人指出，不仅是能到达海洋深处的潜水者，还有游泳运动员和跑步运动员都可能患上肺气肿，即肺部积水过多，这会导致呼吸困难。呼吸训练也有助于预防这种问题。

近年来一些医学研究强调，为了获得更好的运动成绩，在赛前对呼吸肌进行"加热"很重要，这也叫作"热身"。热身会增加吸气肌的力量，延缓疲劳的出现。科学仍在对这一方面进行研究，目前尚未提出清晰且明确的方案。几个月前的一项研究发现，如果遵循此规则，即以达到自身呼吸能力的 60% 为标准进行赛前热身，就会获得更大的肌肉力量。

对于那些想要了解更多、更好地理解科学的人来说，下文是对上述话题更具体的阐述。

呼吸训练有益健康

呼吸训练主要集中在吸气肌的训练（IMT）上，并关乎身体各项功能的改善。除了具有体育意义的功能外，还包括生理功能的增强：加强氧气消耗能力，降低血液中乳酸的浓度，减少横膈膜疲劳及心血管反应。此外，近来一些证据表明，针对吸气肌的锻炼，会减少呼吸本身的能量消耗，正如从中度到高强度的运动，呼吸的氧气消耗会从3%上升到15%。

所有类型的体育运动都深深地受到了IMT的影响：在力量运动中，一些肌肉，比如横膈膜，在特定阶段的能量传递中起着不同的作用。在耐力性运动和长时间的运动中，这些肌肉则有助于提高效率，减少氧气消耗，给予运动员更大的能量可支配性。

一些针对运动员的研究，探究如何及在多大程度上可以通过减少呼吸的能量消耗来提高对运动中特定肌肉组织的能量供应。研究表明，持续6周每日进行IMT训练，可以减少用于呼吸本身的氧气量（最多减少4%），从而增加参与体育锻炼的各个肌肉区域的可用性。在这项研究中，研究人员模拟了高强度自行车比赛的呼吸频率。

根据其他科学证据，呼吸肌疲劳与体育竞赛期间运动表现的下降直接相关。在此之前，人们普遍认为，压力水平和身体表现取决于心血管和肌肉系统，而不是呼吸系统。人们认为呼吸系统不会影响运动表现，因为它有"足够的储备"。事实上，研究表明，增加肌肉的力量和呼吸阻力，可以防止运动员在比赛中出现紧张和疲劳的情况，使得运动员可以顺利完成比赛，并在更长的时间内减少疲劳。

科学研究表明，呼吸训练在不同的情况下对不同项目的运动员产生了影响；这些训练既有以自然的方式开展的，也有通过可用于特定训练的方式进行的。虽然偶尔也会有分歧，但多数研究认为，每天都需要制订简短而紧张的训练计划，这些计划包括 20~50 个强迫性呼吸，周期为 6~12 周。显然这是运动员慢性生理适应的必要时间，但除此之外，还要考虑可逆性原则。从停训的角度来看，根据可逆性原则，建议保持不低于常规训练 1/3 的训练频率，这样一来适应性变化和益处可维持 18 周。

总而言之，呼吸极为重要，因为它可作用于 3 个层面：

- 生理
- 身体 / 运动
- 心理

从生理层面上来说，一个有效的呼吸能够：

- 改善通气及气体交换
- 使细胞呼吸和心肺呼吸最优化
- 使氧气的新陈代谢最优化
- 最有效地利用能量
- 加大肺部通气 / 灌注的比例
- 利于乳酸和二氧化碳排出

在运动层面，这些优势则主要表现在：

- 使运动员在比赛时能更好地调节呼吸
- 使通气能力最佳化
- 最大化地利用肺部容量
- 使得肺部结构（肺泡和细支气管）、肋间肌、胸廓、横膈膜更有弹性
- 提高在呼吸辅助肌的干预中的意识
- 减少肌痉挛
- 改善体态

此外，在心理层面它可以作用于以下方面：

- 精神集中
- 放松身体
- 智力
- 调节运动表现时的压力（赛前或赛中）
- 在压力下管理消极的情绪和生理状态，培养精神意念和精神锚定

因此，如果一个运动员懂得正确地呼吸，他 / 她就能够：

- 保持放松状态
- 减缓心跳频率
- 减少氧气消耗
- 调整呼吸节奏

- 使训练最优化
- 调节赛前压力
- 减少焦虑与恐慌发作
- 较快排出乳酸和二氧化碳

在同等程度的努力下，知道如何正确呼吸的人可以增加身体吸收氧气的能力。

通常情况下，一个职业运动员在训练中只针对特定的肌肉群进行训练。当力量已不足以提高运动表现时，有一个简单的解决办法，那就是减轻肌肉重量。我们要记住，粗壮的肌肉十分厚重，并且会消耗更多的氧气，而这在某些训练中可能会产生消极影响。在这种情况下，减轻肌肉重量，并通过增强呼吸去改善氧气的利用率，同时保持整体力量不降低，也许是一个有效的策略。

瑞典一项针对职业游泳运动员展开的实验证实，特定的呼吸训练强化了他们的肺容量。毫无疑问，这个结论十分重要。因为拥有更大的肺容量意味着每次呼吸时会吸入更多的氧气，同时可以促进二氧化碳的排出。此外，还能增加浮力，让游泳运动员可以浮在更高的位置，有效减少了水的阻力。

我们别忘了，有效的呼吸具有影响血液循环、成分及酸碱度的巨大作用。正如我所描述的，屏息及与水的接触会引发所谓的"潜水反射"。因此，脾会收缩，开始在血液循环中释放储存的红细胞，以此增加血液中的氧气储备。在进行屏息训练时，如果在肺部半空的状态下屏住呼吸，那么这个效果将会更加明显。

屏息训练会对血液循环产生中长期的影响，因为它们会刺激红细胞生成素在肾脏中的自然产生。显然，这些训练都应当在合理的检测和正确的饮食下进行，如有需要，还要进行一定的营养补充。

另一个有趣的数据无疑来自过度换气，也就是说，从血液中清除大量二氧化碳使血液的碱性更强，并形成相对的超吸状态。实验结果表明，中等强度的肌肉在碱性条件下表现得更好。

不可忽视的一个因素是肌红蛋白，这是一种存在于肌肉中的蛋白质，它能与氧气相结合，与血液中的血红蛋白有关。至今人们普遍认为，肌肉长时间缺氧会影响肌红蛋白的总量。人们可以通过激活肺部排空状态下的潜水反射，并且沉浸在冷水之中，来增加肌红蛋白的含量。对于患感冒的人，我建议用一条湿的冷毛巾盖住脸部，尤其是前额及鼻子附近的区域：这样可以刺激三叉神经，引起潜水反射，降低心率，放松身体。这种方法从儿童时期就可以使用。

我们已经充分证明了屏息的重要性，其效果之一是快速降低心率，这在许多体育运动中是非常大的优势，能帮助运动员在赛前减少能量消耗，并立即进入平静且专注的状态。试想一下，在比赛、考试或面试前的这一阶段，保持清醒，变得足够平静，并且心跳得到控制有多重要。

此外，训练屏息还可以向大脑传递高二氧化碳水平的信号。针对铁人三项运动员进行的一项研究表明，进行持续 3 周的屏息训练，可明显提高他们对于二氧化碳的耐受度。显然，对于所有体育运动来说，这都是一个非常有意义的结论，因为如果遵循这样的训练方法，每个运动员都能表现得更为出色。

因此，学会呼吸可以给身体带来巨大的好处，能为其提供更广阔的活动范围。我们每个人都应该学习并掌握呼吸技巧来引导空气进出身体，这样会使我们很容易地通过直觉来管理日常生活、压力和表现。

男性和女性

即使在呼吸方面，男性和女性也并不相同。这是个非常显著的差异，可以用来理解他们在运动表现中的不同。这是肌肉质量的问题吗？是的，但不仅如此，秘密在于呼吸的效率。比起男性，女性身上与胸廓扩张相关的肌肉会消耗更多的氧气。不仅在体育领域，这一发现也可能对呼吸道疾病的治疗产生影响。

这些结果发表在《生理学杂志》上。为了得到这个结论，不列颠哥伦比亚大学的研究人员对一群年轻运动员——有男性也有女性——进行了压力下耗氧量的测试。特别是测量了横膈膜和胸部肌肉的耗氧量。结果清楚地表明，女性在呼吸中使用了更多的能量，因此也使用了更多的氧气。在锻炼过程中，女性需要更频繁地呼吸，这意味着呼吸肌需要更努力地工作，消耗更多的能量。加拿大科学家们得到的研究结果表明，在进行身体锻炼期间，女性呼吸的新陈代谢成本更高。

这意味着，如果女性将更多的氧气用于呼吸肌，那么就会有大量的血液流向那些区域，因此在其他肌肉，比如下肢的肌肉中，到达的血液量就比男性的少。这也许是两性之间存在体能差异的原因。根据调研人员的说法，下一步将对这种耗氧量的差异是否会影响心率和肌肉疲劳进行测试。

学会呼吸
运动员课程

适用于运动员的呼吸肌系统和横膈膜的训练方案确实很多，然而我想从基础谈起。正如我已经解释过的，在训练过程中，主动呼气会增加，因此主动吸气也会变成被动吸气：从这一层面出发构成了呼吸肌增强的基础，同时我们还要关注着我们的朋友——横膈膜。

请你到镜子前，双臂放松沿体侧放置。将呼吸分为 4 个阶段，如下所示：

1. 主动吸气
2. 被动呼气
3. 主动呼气
4. 被动吸气

显然这是一项非常简单的练习，让我们来仔细地了解它吧。

阶段 1：毫无疑问，这是最为简单的时刻，因为它是典型的吸气过程。你可以试着保持肩膀和手臂放松，利用腹部和胸腔，正常地吸气。你在镜子前将看到双肩微微扩展、胸廓扩张，并且你会感到自己充满空气，但却并非强迫性的。从生理学的角度来看，你的横膈膜已收缩，即处于下压状态，从而在 3 个维度上扩张胸廓。

阶段 2：在一个短暂的持续 1~2 秒的屏息之后，呼气，依旧不要刻意用力，直到回到阶段 1 中的初始状态，即身体放松、肩膀松软、双臂置于体侧。这时你的横膈膜回到了"中立"的位置，得到了放松，直到回归到正常张力状态。记住，你并没有完全耗尽空气，你只是让空气自由地流动，没有任何强迫，尤其是没有动用任何肌肉。

阶段3：在进行一个短暂的、持续1~2秒的屏息之后，进一步地呼气。现在，最困难的部分来了。因为通常而言，你是通过腹直肌进行的，做法是将其收缩，然后阻止呼气。这是错误的！你应该试着放松横膈膜，用腹斜肌去推动，并试着让腹部回缩：这是你在伸展横膈膜时会注意到的视觉效果，它变得越来越高。一开始这并不容易，所以我要传授一点小诀窍：微微弯曲下肢，骨盆后倾，同时收缩臀肌和会阴处，并且在此过程中保持会阴收缩。在这种情况下，主动呼气也许会更加容易。此外，如果你觉得更舒服，那么就将双手放到肚子上，来帮助放松腹部肌肉。

阶段4：在最后一个短暂的、持续1~2秒的屏息期间，你将在喉部感受到轻微的恶心感。在这之后，放松横膈膜，控制住它，让肚子准确地回到起始位置。空气将在毫不费力，也不动用肌肉的条件下再次进入肺部。这意味着横膈膜会从延长状态，也就是阶段3中的某种拉伸中回到正常张力状态。

这项练习应该空腹或在餐前进行。练习的重点是阶段3和阶段4。仅仅是通过执行主动呼气和控制被动吸气，就能够切实增强横膈膜功能，使之更为强大、更有弹性，尤其是更益于体育运动。此外，这还有益于放松它，以此消除困扰呼吸的情绪压力。

在瑜伽呼吸控制法中，这项经典练习被称为"圣光呼吸控制法"。通过改变其强度和模式，人们可以从中得到一些不同的变式练习方法。其中，有两种变化版本，分别是"容量"练习和"频率"练习。

在"容量"练习中，阶段 3 的主动呼气十分深长：几乎是被动吸气长度的 2~3 倍。但也可以延长阶段 4 的被动吸气。想象一下，在进行这种呼气的同时，将双手放在肚子上，并且在向内拉伸和恢复时去"协助"横膈膜。如此一来，你将学会适当且谨慎地控制腹部区域，而无须移动胸廓和肩膀。

在"频率"练习中，动作幅度要小得多，但节奏感非常强烈，目的是形成一个快速且连续的紧迫性呼气，然后是同样快速的吸气，几乎每秒钟计数一次（吸气—呼气）。甚至在这种情况下，我们也可以根据需要来创造一些变化。呼气时鼻孔在扩张说明你正在用正确的方式进行练习。把纸巾放在手边，你会需要的。

这两种练习部分相似，但在执行上不同。既需要时间学习，也需要时间适应和进一步训练。一旦习得此方法，再创造进一步的变化版本，便可以将其引入体育运动之中。举个例子，想象一下做同样的练习，但是举起胳膊、手掌合拢，模拟游泳运动员进入水中的姿势。你将立即看到练习的实际情况发生了怎样的变化。如果在同一练习中，加入一些时间更长的屏息停顿，同样会如此，练习会变得非常有效，但也会变得非常困难。

呼吸热身

尽管实际的做法还不明确，但科学研究在这方面确实取得了重大进展。毫无疑问，适当的呼吸热身具有延缓疲劳、增加吸气肌力量的效果，并且还能改善运动表现。此外，近来的一些研究证实了呼吸热身在水中项目和跑步中具有预防肺气肿的作用。

可以通过影响胸肺系统弹性和代谢水平的不同呼吸训练，来形成一种可控的过度换气效果。最近的一份出版物显示，对于一个训练有素的受试者来说，在 60% 的最大吸气量下重复 12 次呼吸动作就可以提升吸气能力。以我在这个领域的直接经验来看，我更喜欢将热身工作分散到身体的不同区域，将活动关节与呼吸练习结合起来，包括横膈膜下部和骨盆、胸腔中部与心脏核心部位，以及锁骨上部与肩膀和手臂的联结。可以通过以下方式来进行。

站好，双腿轻轻叉开，双臂沿体侧放置：

A

- 从鼻腔吸气，按顺时针方向转动双肩，朝耳朵方向向上抬起。

- 双肩开始下降时，从鼻腔或口腔呼气，协调运动与呼吸的长度。

B

- 从鼻腔吸气并打开双肩，转动双臂，朝着臀肌的方向将双臂向后带。

- 慢慢地从鼻腔呼气，同时收拢肩膀，将双臂和肘部重新带往腹部。

C

- 双手握拳，放在下巴下面，肘部贴于体侧；吸气的同时保持双手姿势不变，将肘部向上、向外打开，调动胸腔。

- 呼气时，把肘部放到胸部，轻轻挤压。

与训练有素的运动员一起工作时，我会调整训练步骤，将双臂向高处的运动与呼吸联系起来，以此增加横膈膜上的特定张力。

D

- 仰卧，双臂放在身体两侧，双腿弯曲，微微分开，脚心踩在地板上。
- 在吸气的过程中，手臂向头顶方向抬起，画出两个半圆，并尽可能地伸展直到手掌相合。
- 呼气时，慢慢地将手臂放到原来的位置，即沿体侧放置。

在职业运动员里，这一类型的练习是反着进行的，同时也会加入一些屏息停顿，以此来增加对于横膈膜的热身效果。这类练习很有难度并且要求高，因此应在有针对性的监督下进行。

在这一方案的最后，我建议进行高频率的主动呼气和被动吸气的呼气训练，从简单的练习开始，然后再逐渐进行循环呼吸，进行可控的过度换气。

这项技术具有巨大的潜力，可以在各种情况下使用，甚至适用于非运动场合，可以每天练习。下面展示的是最基础的版本。

这项基础技巧包括20个连续呼吸，它们由5个呼吸动作组成，其中前面4个为短呼吸，第5个为长呼吸，重复整个系列4次。

- 吸入空气，有意识、谨慎地将空气带进肺部。
- 以绵长且延续的方式向外呼出空气。
- 完成4个吸气和呼气过程，不要停顿，节奏和频率也要适当：要将吸气引入呼气之中，然后马上再将呼气与吸气连接起来。这是一个没有停顿的连续动作。
- 接着进行一个非常长的吸气，随后是同样长的呼气，重复此循环 4 次。

这个呼吸练习可以通过增加重复的次数或强度，以及改变手臂的姿势来进行调整。这是一项极佳的练习，可以每天开展数次，简单却又十分有效。

战术呼吸

"战术"一词会让人联想到军事，实际上，"战术呼吸"正是诞生于那种环境之中的。需要通过它来增强呼吸功能，在军事训练强度较大时帮助恢复体力。此外，还有助于帮助提升判断能力，优化体能和专注力。简而言之，这是一种控制交感神经系统的方法，它在分离记忆和情感方面非常有效。通过训练，可以在压力大的情况下减缓心跳，减少激动情绪，让人感到平静且能自控，可减少一些会使我们犯错的冲动。

多年前，我有幸与意大利水下宪兵部队和红十字会选定的多名水下操作员一起进行训练。信息交换在某种程度上是相互了解的基础，无论是在培训方法和安全方面，还是在应急管理、压力状态等方面。我对战术呼吸领域一直非常关注，不仅是因为所选定的人员都是精英（相当于高水平的运动员），也是因为通过将训练融入日常生活，我们都在努力达到有更佳表现的目标，无论离这个目标是近是远。

我们可以将身体分为两部分：一部分由躯体神经系统控制，另一部分则由自主神经系统控制。躯体神经系统支配自发的和有意识的活动，比如移动手臂或是踢一脚；自主神经系统则支配不依赖于意识控制的活动，比如心跳和呼吸。

即使是呼吸，在吸气和呼气这两个阶段，都是一个无意识行为。如果呼吸是有意识的控制过程，那么一入睡，我们所有人就都会死去。但对于海豚来说，呼吸是一个自发行为，因此它们从不会完全睡着，而是每次只"关闭"一半的大脑。说到这个，你可以试着深深地吸一口气然后呼气。在这个过程中，你把呼吸控制从自主神经系统转移到了中枢神经系统。呼吸和眨眼是仅有的两项你可以在任何时候都有意识地进行控制的、由自主神经系统支配的活动。因此，可以说呼吸是连接中枢神经系统和自主神经系统的桥梁。

如果你能控制呼吸，你就控制了整个自主神经系统。通过适当的呼吸技巧，你可以控制与恐惧和愤怒相关的交感神经系统的反应。愤怒和恐惧都是中脑活跃的表现，中脑是大脑中原始的、动物性的和非理性的部分，在"战斗还是逃跑"反应中可以把我们变成狮子。而战术性呼吸可以约束内心的"狮子"。练习这种呼吸的次数越多，它就越快有效，这要归功于调节机制，就像其他类型的训练或练习一样。

想想这些表达："怕得眼前一黑"或者"吓尿裤子"，这些表达非常简单地反映了我们正在讨论的情绪。同样，从孩童时代起，如果感到焦躁不安，我们会听到"使劲呼吸"或是"深呼吸，一切都会过去的"这样的话。妈妈们早就领悟到了解决方法，而我们要谈论的则是一种更为明确的呼吸类型，其中至少包括3~4个深度腹式呼吸循环。

特种部队经常谈论战术呼吸或"战斗呼吸"。加雷·克鲁盖维奇（Gary Klugiewicz）是公认的传播其原理的先锋，虽然据说此类型的呼吸来源于俄罗斯或以色列的特种部队。毫无疑问，Tacfit 健身法的创始人斯科特·桑农（Scott Sonnon）是最早对其进行解码的西方人之一。事实上，这种呼吸的真正起源还要更早，因为瑜伽呼吸控制法就已经谈到了四角呼吸及其益处。

士兵们正越来越多地使用战术呼吸，尤其是狙击手在执行远距离射击任务时，战术呼吸可使他们对步枪的掌控更稳定，射击更准确；其他需要做出重要决定的士兵们也会使用，但不止于此。如今，这种呼吸方法越来越多地被其他行业的人所学习。比如外科医生，通过练习战术呼吸来提高他们在有难度和有压力的手术中的控制力；还有运动员们，比如篮球运动员，战术呼吸可改善其罚球时的表现；或者学生，可通过战术呼吸去克服考试焦虑或者减少考前压力；一个刚刚遭遇事故，正处于震惊状态的人，可以通过战术呼吸快速平静下来；这种呼吸方式也被安全驾驶教练们所采用。它简单且有效，不需要特殊的训练，可以在任何范围内使用。

战术呼吸的最终目的在于减少压力，完善思维功能，增进身心和谐，提高精神集中度。战术呼吸能如冥想或者其他精神技巧一样起作用，在副交感神经系统与交感神经系统之间创造出一种平衡。事实上，为了获得最佳表现，我们不仅需要激活副交感神经系统，还需要一种平衡状态，即在英语中被定义为最佳唤醒（optimum arousal）的那种情况，它是产生最佳表现所需的平静与压力之间的最佳平衡。这就是为什么战术呼吸不同于其他技术，因为它有助于获得平静，保持对目标的高度专注。

还记得尤达大师在《星球大战》中说过什么吗？"恐惧会将人引入原力的黑暗面。恐惧导致愤怒，愤怒导致仇恨，仇恨导致痛苦"。对恐惧和愤怒的控制水平决定了我们能不能掌控它们。我们的目标在于避免恐惧、愤怒、仇恨和痛苦，因此应懂得通过自我调节克服困境。

让我们坐下来，背部挺直，靠在椅背上，将一只手或两只手放在肚子上，用鼻子深呼吸，避免鼓起胸部。手有助于感觉正确的动作。想象有根吸管在为我们的腹部打气。现在我们张嘴呼气，直到彻底排空肺部，同时向后缩回肚子，然后再重新开始。

现在让我们来看看如何将横膈膜呼吸法应用于战术呼吸。这需要在吸气和呼气组合中数数，一直数到4。精准确定每组的合适时长仍然需要大量的研究，但是这种经验型的简单计算也是可行的。在实践中，你可以根据自己的生理特点调整这项技术。你可能会发现，对自己来说，最好是数到3或5。不过这并不重要，专注于呼吸技巧，然后调整它，直到你意识到已经达到了最佳效果。我们要以数到4为基础，随后再调整成个人化的技巧。

- 请开始通过鼻腔吸气，慢慢数到4，扩张你的腹部。
- 屏住呼吸，数到4。
- 慢慢从口腔呼气，数到4，同时使腹部瘪下去。
- 屏住呼吸，还是数到4。
- 然后重复。

这就是整个练习步骤，既简单又有效。每个循环至少要重复4~5次。这是一个四角呼吸法，也被称作盒式呼吸（Box Breathing），其中所有阶段的持续时间都相同。

让我来介绍一个小技巧：心理锚定很重要。在吸气和呼气结束时，即在呼吸暂停或屏气的两个停顿时，重复某个座右铭或者具有激励性的句子。

你可能会有轻微的醉意，或是放松感，如果你已经放松下来了，你可能不会注意到任何不同。毫无疑问，你正在学习对身体无意识支配的部分进行有意识的掌控。当你面对一项重要的任务时，这项练习可以帮助你得到所需的精确的、高度的专注和平静，让你能够避免错误和严重失控——而失控无论在什么领域的表现中都是最具破坏性的事件。

呼吸恢复

多数人都能掌握有关如何训练体能的知识，即使不是完全了解，也可以说对有关如何训练耐力、体力、力量的方法有所了解。但是人们对于呼吸恢复的管理却知道得少之又少，甚至是一无所知。在一场重要的耐力赛之后，在骑车或是一次漫长的训练之后，或是在一个喘不过气的工作日之后，真正的难题在于如何能更快和更好地完成调节呼吸的恢复过程。

在大量消耗体力之后，人们会呼吸短促，开始所谓的狗式呼吸，这种对空气的渴望使人们以 2∶1 的速率呼吸，即吸气的时长为呼气的两倍，让我们分析一下，此时会发生什么。

人们喘不过气来时，单靠鼻腔无法吸入充足的空气，因此口腔会加入其中，去更多且更迅速地吸入空气，通过相对更短的通道将空气送往肺部。

如我在谈论用口腔呼吸时已提及的那样，在此阶段头部的姿势扮演着重要的角色，下颌骨的打开尤为重要：过度的张开会导致由声门痉挛引起的气流受限，因此理想的方法是将嘴的张开度控制在一定范围之内——上下牙弓之间的距离不得超过 42 毫米，并且没有肌肉收缩。同样重要的是身体姿势：最好不要弯腰或采取任何会阻碍横膈膜移动的姿势。如果你真的累了，那就躺在地上，这是最好的姿势。

谈论如何进行呼吸恢复是非常困难的，我会给出科学的建议，但仍需要你调整、校准、权衡自身的状况和所从事的运动类型。这是我在引导运动员进行呼吸训练时所做的工作。在医学上，没有绝对的确定性，必须根据情况调整指导方针。

首先来看看，呼吸的压力状况是如何随着表现的提高而发生变化的。在这种情况下我会把注意力放到创造表现的巅峰上。在训练期间，或是从事耐力性工作时，我就会这么做。在 100 米自由泳比赛或者 100 米赛跑期间，的确是没有时间考虑呼吸的，但是在一场中距离的自行车比赛中，具有调节呼吸的相关知识，毫无疑问会有所帮助。

以下是呼吸恢复的一个范例，它分为 4 个阶段。

阶段 1：这是最微妙的阶段，因为交感神经系统会将刺激转变为对生死存亡的判断，因此，空气会通过口腔吸入体内。这时需要控制从鼻腔吸气，从口腔呼气。吸气与呼气之比为 2∶1。校准这个过程一开始需要一些时间，但这是减少恢复时间的关键。

进行校准的一个非常重要的原因是，在比赛暂停期间如果能够通过鼻子吸气，然后通过嘴呼气，效果会非常显著。这是因为在吸入过程中会产生一种微小的气体分子——NO（一氧化氮），这种气体分子存在于鼻腔中，可以改善肺部血液的氧合，而呼气时二氧化碳通过口腔会更容易消散。此外，鼻腔吸气的优势还包括增进氧合质量，校准进入下个阶段的节奏。

阶段 2：直接的转变是由时长转换引起的恢复，即通过管理鼻腔吸气和口腔呼气，使呼气时间为吸气的两倍。这一过渡必然导致副交感神经处于支配地位，包括心率控制和心率减慢，这些构成了恢复管理的基础。

接下来是另外两个阶段，其顺序常常因人而异。

阶段 3：所谓的钩式呼吸（Hook Breathing）法或者"反重力呼吸法"（Anti-G 呼吸法），是一种由喷气式飞机飞行员所使用的恢复技巧，它在 20 世纪 30 年代得到了研究，并且现在仍被应用于航空领域，以避免人们由于离心力高于 5 倍重力而发生晕厥。此技巧在体育运动领域也得到了运用，比如自由潜水。这一技巧涉及鼻腔吸气，并且屏息至少 3 秒，接着快速释放空气，然后重复吸气和屏息，且屏息是其中最重要的阶段。在屏息阶段，会产生一个可以保持血液在大脑处的氧合压力。对于飞行员而言，这一阶段有助于防止晕厥，在其他的领域则有助于更为迅速地恢复呼吸，并且可以降低呼吸的迫切性及频率。此外，加入一个短暂的屏息停顿，这本身就会产生十分有用的减缓心率的效果。

阶段 4：一旦重新建立呼吸控制，我们要重新激活并进行三角呼吸法。可以重复 3 次，甚至是 30~40 次。这一呼吸方法的效果是降低血液中的二氧化碳水平，并伴有相对的高氧状态。

谈谈我的呼吸

呼吸不仅仅是一门科学，也是一种真实的感觉表达。这些年里，在与许多运动冠军密切合作期间，我被问过许多有关他们的问题，答案总是"很好"或"不好"。很少有人问我，我感觉如何。

　　不用说，与世界知名的优秀人才并肩工作，是我莫大的荣幸。不过，这也是一份带有恐惧和压力的工作。与非凡之才一起工作，意味着你要胜任；反之，你会被踢出局。没有人喜欢浪费自己的时间。

　　近距离与名人们一起工作，并非像在社交媒体上读与他们相关的新闻那样简单。期待、比赛、训练、规则，都会将人投射到一个具有强大压力和高度责任感的维度之中，需要展现出最大程度的完备性和专业性。人们总是会去尝试超越那可以导致重要区别的一厘米，而这存在于所有的体育运动当中：从游泳到自行车运动，从击剑到空手道，等等。

　　我总是花大量时间去学习和理解，与运动员们交谈，与教练、技术人员、医生、理疗师进行讨论，评估真实需求并懂得如何转化，制定获胜策略，结合不同的经验（比如我在自由潜水中的经验），并将其带到水中运动及陆上运动当中，这些都需要耗费巨大的精力。

　　如果计算一下我为了胜任工作而积累的研究时长，很有可能我已经可以成为大学里的一名普通教授了。开个玩笑，但的确是热情引领我走得更远。面对某些挑战，发掘事物的极限并学会用不同的视角去解读，除了管理我的学员，我还要进行自我管理，所有这些都并非易事。我常常钻研细节，也许恰恰是这些细节造就了不同。相对他人我的要求的确很高，任何细节都不容忽视，对任何事情都不能心存侥幸。如果他人的工作做得很好，那么自己要努力变得更卓越。这是我们唯一能把梦寐以求的、可以回报付出的奖章带回家的方法。

　　无论是在训练还是比赛中，我的情绪都非常强烈。只有开始和一个运动员一起工作时，才会真正了解他，而且两人之间很快就会产生共鸣。当然，可能会有紧张、愤怒和误解，但当望向唯一的共同目标，展望未来时，还是会齐头并进。在他们比赛的时候，我也在比赛。因为只有我们知道，在体育成就的背后有过多少艰辛的工作。只有我们确切地知道，一路走来我们共同进行过多少次的呼吸练习。

而情绪会留下无法磨灭的印记，镌刻在大脑和内心里。

这是一份严肃、负责任的工作，但我以自己独特的方式来处理它。我想在其中获得乐趣——这是我试图保持的态度。我总是受限于现实和我的本心，也知道人生不应拘泥于当下，还有其他问题需要解决。但是研究迫使我在晚上也要保持清醒，以此去规划、阅读、学习、观察、了解、思考、评估，写下新的想法和计划，或者根据新的训练周期来对其进行精心设计。

勇气？我认为我是有一些的。如果我没有勇气，我就无法去改变职业运动员的一些习惯，而这些职业运动员总是会毫不犹豫地快速接受我的想法。恐惧失败？当然，这是游戏的一部分，但人们总是试图以一定的方法来战胜恐惧。重要的是要一直坚定信念和目标，当受挫的时候，要马上回到正轨，看看哪里出了问题。规则是存在的，尤其存在于体育运动当中，然而也需要懂得通过智慧去打破规则，以便进一步改进和完善自我。在我看来，正是这些造就了不同，因为，最终运动员需要在所做之事中表现得与众不同。

万事无配方，万事需研究。只有通过深入的研究，才能将准备工作带到更高的层次。过程中还需要进行自我适应并且理解所走的方向，因为自由潜水与游泳、水球、空手道、自行车比赛、击剑、赛跑等运动不同，但在每一种运动中，都有一条由呼吸决定的共同线索。

而我们所做的是以团队的形式共同努力，通过精心准备的练习组合使运动员可以获胜。正是个人的才能激发了团队的有力表现。

~ 水中运动的菜单 ~

我和我的朋友马尔科·比安奇一起研究了适合像我这样从事水中运动的人的食物。这是一份特别设计的菜单，既保证了清淡，也保证了合理的能量分配，以及营养均衡，同时又能保持良好的水合作用，这是在游泳池或海上待上几个小时后所缺乏的。也许不是每个人都知道这一点，但当我们在水里的时候，无论是游泳池的氯酸盐还是海水中的盐，都会使我们迅速脱水。我们会无意识地出汗，被刺激排尿，身体会流失各种盐，最终会产生严重反应。因此，需要通过健康且明智的饮食来加以预防。

对此，我们发明了一种以生姜、苹果、菠萝、茴香为原料的饮料，具有消炎、溶解黏液、抗水肿和助消化等功效，同时以黑米为主食，富含纤维和矿物项，并且搭配富含 Omega-3 脂肪酸的深海鱼类，而 Omega-3 脂肪酸可以对抗自由基。以上全部食材使用特级初榨橄榄油、塔加斯卡橄榄及小番茄干调味，具有强大的抗氧化能力。最后，是"健康版"提拉米苏——这是给那些热爱潜入大海，但又不想放弃传统甜品的人准备的，但用料建议使用鲜奶酪、全麦饼干和黑巧克力。

菠萝、苹果、茴香和生姜饮料

2 人份的配料

- 3 块菠萝
- 1 个青苹果
- 1/2 根茴香
- 2 厘米的鲜姜根

方法

如果有榨汁机的话，就用它来准备这款饮品，当然也可以使用普通的手持搅拌机。先给材料去皮，加入足够的水然后一齐搅拌。

这款饮品可用于调节水中活动对身体产生的影响，它会自然地为我们的身体补水。其中的有效成分是茴香中的茴香脑和菠萝中的菠萝蛋白酶，这两种物质都有助于消化和防止腹胀。此外，菠萝蛋白酶具有溶解黏液的作用，可以有效缓解呼吸道不适，并且抗水肿。富含纤维和维生素的苹果与具有多种功效，尤其是能助消化和消炎的生姜相结合，很好地增强了该饮品的有益功效。

* 菠萝蛋白酶大部分存在于菠萝芯中，即菠萝中间较硬一些的部分，但这部分经常会被扔掉。准备这个饮品时注意不要丢掉它，要利用好它的功效！

黑米饭配鲭鱼、小番茄干、柠檬皮和焖茄子

2 份量的配料

- 200 克黑米
- 120 克新鲜或是油浸过的鲭鱼片
- 6~7 个小番茄干
- 1/2 个柠檬，将皮切丝备用
- 1 个茄子
- 特级初榨橄榄油
- 一把香芹碎末

方法

将米蒸熟，用时约 15 分钟左右。在此期间清洗茄子并切成小茄丁，用特级初榨橄榄油在煎锅中翻炒，覆上锅盖焖十几分钟。撒上一把香芹碎末。将番茄干切条，将鲭鱼切块，与茄子一起在煎锅中翻炒，熟后盛出备用。然后将煮熟的米饭与之前炒好的菜一起搅拌。此时可将柠檬果皮加入。这道拌饭可以温食也可以冷食。

我们选择黑米是因为黑米是纤维、铁等矿物质的极佳来源，对于潜水后的营养补给很有用。鲭鱼被意大利人称为"穷人鱼"，是一种蓝色的鱼，价格便宜但富含 Omega-3 脂肪酸，是有益于心血管系统的优质脂肪酸。而小番茄干会带来滋味，可减少盐的使用；此外，由于含有番茄红素——抗衰老的天然物质，小番茄干还发挥着重要的抗氧化作用。而具有抗氧化功能且富含纤维的茄子，以及可产生一种清爽的混合味道、帮助铁吸收的柠檬皮，使得这份菜肴的营养更加

丰富。总之，这是一道独一无二的菜，是名副其实的潜水后营养补充剂。

* 番茄红素会随温度的上升而增加，并且在有脂肪存在时更容易被吸收。因此干的小番茄比新鲜番茄含有更多的番茄红素，并且在这道结合了鲭鱼的脂肪和特级初榨油的菜肴中，人们会从中获益更多。

健康版提拉米苏

5 人份的配料

- 1 份全麦饼干（仔细阅读包装标签，认真选择）
- 足够的巧克力豆奶
- 500 克新鲜乳清干酪
- 80 克全麦糖粉（我保证市面上确实有这个东西！）
- 5 份蛋清
- 80 克可可含量为 70% 的黑巧克力
- 1 小勺咖啡粉

方法

将乳清干酪和糖粉充分混合，形成柔软的奶油。将饼干浸在巧克力豆奶中，并在长方形的烤盘内（随你喜欢，合适的容器即可）铺上一层，再覆上一层奶油，然后再撒上一把巧克力粉。按照同样的方式继续，铺上另一层饼干、奶油和咖啡粉。接着再铺上第三层，以巧克力粉收尾。食用前至少在冰箱冷藏室放置 4 个小时。

这是甜品中的经典，也是马尔科·比安奇提供的健康版本，同时我又根据自己的喜好进行了调整。我本人不爱咖啡，所以我更喜欢用巧克力豆奶作为代替品。这是一款富含类黄酮和纤维的甜点，是味觉佳肴，同时也关照了我们的心脏。

* 一天食用40克黑巧克力有助于摆脱压力！这是推荐的每日用量，是可带来足够色氨酸的最小量，而色氨酸是合成血清素的先锋氨基酸，血清素则是"好心情激素"。此外，黑巧克力是一种抗氧化剂，它还有助于精神集中，对心血管系统有益，并且可以控制胆固醇。

9

呼吸热爱的生活，热爱呼吸的生活

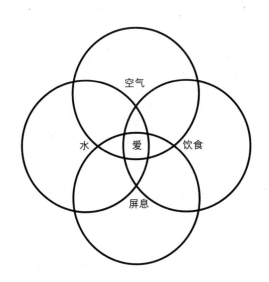

这很有可能，甚至肯定是最难写的一章，因为它毫不涉及科学，但却是一扇可以看到我的灵魂、生活和感觉的窗户。

爱、空气、水、屏息、饮食，都是我的身体、脑海和内心中，有力且紧密相连的元素。

空气是呼吸。它是最基本的物质，因为我们不能缺少它。想想看，我们周围有多少空气，虽然我们偶尔会处于无空气状态。有时空气是如此的尖锐，以至于会击溃我们，使我们不得不寻求庇护；有时空气又是如此的冰冷或炎热，使我们无从呼吸。它是无法感触得到的物质，它是无色的，却又如此的必不可少，它维持着我们的生命。空气可以让我们翱翔，去往只有思想可以到达而身体永远无法到达的地方。它围绕着我们的辽阔宇宙。

水乃生命。我无法想象远离水的生活。因为水的能力不可思议，且深深地扎根于我们的身上。它扎根于每一寸肌肤和我大脑的每一个神经元之中，以及我心脏的每一根毛细血管之中。我热爱水的所有形态：大海使我神魂颠倒，雨水让我喜爱，雪花使我着迷，我甚至觉得烟雾也能使人兴奋。

多年以前，我曾被一名伟大的运动员的一句话打动过，他后来成了电影明星，他就是李小龙（Bruce Lee）。他在水中找到了他的艺术和哲学所表达的力量。下面是那句曾经给我极大启发的话，并且历久弥新：

"清空你的思想，丢弃形态，勿受限制，如水一般。若将水放入杯中，水则为杯；将水放入瓶中，水则为瓶；放入茶壶中，则为茶壶。水可流动，亦可破碎……像水一样吧，我的朋友！"

水的力量恰恰在于它能够自我适应，水随器聚形，亦柔亦刚，而且总有办法保持流动。水是让我感到包容和寻求庇护的空间，在那里我可以自由地进行清洗和排毒，冲洗消极的思想和进行反思，以此获得积极情绪和感受生活中的美好的能力。

屏息，它改变了我，它是空气与水在我身上的交汇。它是我存在于世界的独特方式。

饮食和呼吸是我们汲取养料的首要方式，正确地呼吸则意味着正确地滋养自己。同样重要的是，也可以通过食物获得健康的滋养。

空气、水、屏息、饮食……如果没有激情，我所做的一切都是毫无意义的。激发我们的行动活力的真正引擎是：爱。

缺乏热爱，我们就不会为奔跑做准备，牺牲或放弃与朋友或珍爱之人相处的夜晚。因为有爱，所以值得呼吸，也能给我们生命中最深的呼吸赋予意义。心中的悸动让我们翱翔，推动我们去做一些我们从未思考过，也从未幻想过的事情。

但爱也曾让我无法呼吸。当一个人占据你的脑海时，也会掌控你的呼吸，他/她既会将其赋予你也会将其夺走。当呼吸被夺走时，你像是在背后受到了重击，而你会自问：我如何能够重新获得呼吸？

在这种情况下，没有可应对的呼吸技巧或是练习。然而人不能一辈子都活在屏息状态里，因此，某一刻你会重新爬起来。因为没有呼吸就没有生命，没有爱也就没有生命。

虽然爱无声无息，但它在那儿，一如既往。爱就在生活之中。对我而言，爱存在于我的家庭之中：这是一种独特、坚固、紧密、强大、深厚的价值。它鲜活地存在着，甚至也会有引起冲突的时候。顺便说一下，我非常感谢我的家人，我爱我的家人！

我写此书期间，涉及我家庭的某个事件再次将我抛回恐惧的深渊，夺走了我的呼吸，这样的情况持续了好几天。在这种状态里，我就像被暴风雨拖着，在巨大的海浪中试图用眼泪淹没自己。

暴风雨已经过去了，但我知道，我现在比以往任何时候都更需要学会呼吸。我从来没有像现在这样有动力地去呼吸，去寻找那种未知的感觉，但我必须要去创造，去寻找面对和克服这一刻的清醒。这一刻将会过去，因为只有积极面对生活，我们才能用生活本身给自己带来惊喜。

我在内心深处度过了很多时间，也游历了世界很多地方，去学习我所了解的东西，而我要学习的还有很多。每一天，都有新的惊喜。

不过如今，为了理解生命的本质，呼吸对我来说已足矣。

附　录　追寻正确的呼吸生活，让科研持续发力

　　我们常常忘记正确巧妙呼吸，因为我们沉浸在自己的生活中，沉浸在忙碌和待办事项里。但更常见的是，我们不仅会忘记去充分体验生活，还会忘却生活本身的价值。在我的生活中，无论是职业生涯还是运动生涯中，我都曾多次停滞不前。如今，这种情况也不比从前要少。

　　当我们长大成人，或是生活让我们内心成长得比年龄的增长更快时，我们就会停下来思考。对于我来说，大海和水通常代表着对日常生活的逃离。正是在最自然的元素中，我的思想得到了进化，有时也找到了解决方案。恰恰是在水中，我得以洗涤我的思维，使我得以从大学医学工作、我所见及所体验的现实中逃离出来。在现实里，苦痛与研究如影随形。这些年来，我意识到我似乎比其他人更幸运一些。这就是为什么我决定在一本关于呼吸如何帮助我们更好地生活的书中讲述我的冒险经历——那些让我戴上潜水面罩，甚至和海豚一起游泳的冒险经历。呼吸是生存的首要需求之一。我们每天都在呼吸，成千上万次，直到生命的最后一刻。然而，懂得正确地呼吸却不是理所当然的。

我和马尔科·比安奇有着长期的友谊，他是本书序言的作者，这也使我有机会可以将我的知识和经验与更多的人分享。翁贝托·韦罗内西基金会（Umberto Veronesi Foundation，2008年成立）给了我这个机会，马尔科与之有长期合作。这个组织是以它的发起人的名字命名的，一直以来都将科学视为改善人们生活质量和前景的最有效的工具。而且，即使在翁贝托·韦罗内西去世后，该基金会的目标仍然集中在两个领域：支持研究和传播科学。根据专业调研机构 Metrix Lab的数据，2017年，医生和研究人员获得了194项由该基金提供的奖学金。此外，它还以学生和社会为对象，有针对性地组织国际会议（"科学的未来"和"科学促进和平"），开展预防项目，进行健康教育和科学传播。通过这种方式，我与翁贝托·韦罗内西基金会建立了联系，我们在组织各种活动方面进行了合作。在几乎所有参与的活动中，我有幸为两个项目做出贡献："粉红是好的"和"不吸烟是快乐的"。我试图通过它们证明我的观点。项目的目标是提高受众的表现和情绪控制。怎么做？通过健康的呼吸。

"粉红是好的"

该项目源于翁贝托·韦罗内西和基金会现任主席保罗·韦罗内西（Paolo Veronesi）多年来对抗击乳腺癌的承诺，这种疾病每年至少影响5万名意大利妇女。"粉红是好的"这个项目实际上旨在为与女性相关的癌症领域提供预防、信息和科研支持。除了乳腺癌，还有子宫和卵巢肿瘤。2017年，这一领域有25名研究人员获得了资助。该项目的目标是促进在早期诊断和新疗法方面找到创新的解决办法，以便最终战胜妇女中最常见的癌症形式。前进吧，因为世界需要科学和理智。

"不吸烟是快乐的"

这项反吸烟项目是翁贝托·韦罗内西基金会发起的首批项目之一。"不吸烟是快乐的"包括教育活动和宣传活动，以提高人们对吸烟危害的认识，同时也提高人们对禁烟益处的认识。在意大利，人们平均在 11 岁时吸食第一根香烟，而现在至少有 1100 万名吸烟者，占总人口的 21%。毫无疑问，吸烟人数过多，我们不得不有所行动。这就是为何我特别自豪可以与翁贝托·韦罗内西基金会站在一起，我想做出我的贡献。

这就好比意大利每天都有一架载有 200 人的飞机坠毁。而大众对此漠不关心。

——翁贝托·韦罗内西

参考文献

以下是为了理解、学习、尝试、实验并找到自己的方法，我在这些年间所阅读过的一些书籍和文章。

书籍

ACSM (American College of Sports Medicine), *Position Stand. Medicine and Science in Sports and Exercise*, 2011.

Barus D., Boffi R., *Spegnila!*, Rizzoli, 2008.

Bianchi M., *Io mi muovo*, Mondadori, 2014.

Bimbi-Dresp M., *Pilates*, Mondadori, 2007.

Casolo F., *Lineamenti di teoria e metodologia del movimento umano*, V & P, 2007.

Coates B., Kowalchik C., *Running on Air: The Revolutionary Way to Run Better by Breathing Smarter*, Rodale, 2013.

Dull H., *Watsu, lo zen shiatsu in acqua,* Urra, 2008.

Maiorca E., *Il Mare con la M maiuscola*, Lights, 2001.

Maiorca E., *Sotto il segno di Tanit*, Mursia, 2011.

Mayol J., *Homo Delfinus*, Idelson-Gnocchi, 2000.

Mialet J.P., *L'attenzione*, San Paolo Edizioni, 2001.

Minelli R., Rossi A., *Fisiologia della respirazione, nel soggetto normale e nell'atleta*, La Goliardica Pavese, 1985.

Nakamura T., *Terapia orientale della respirazione*, Mediterranee, 2001.

Ongaro F., *Star bene davvero*, Piemme, 2014.

Orr L., Halbig K., *Il libro del rebirthing, l'arte del respiro consapevole*, Mediterranee, 2006.

Pelizzari U., *Profondamente*, Mondadori 1997.

Robazza C., *L'attenzione mentale nello sport*, Luigi Pozzi Edizioni, 1994.

Saraswati N.S., *Prana Pranayama Prana Vidya*, Satyananda Ashram Italia, 2003.

Severinsen S.A., *Respirologia, l'arte della respirazione consapevole*, Idelson-Gnocchi, 2013.

Van Lysebeth A., *Pranayama, la dinamica del respiro*, Astrolabio, 1971.

Vivian A., *Allenamento respiratorio*, Calzetti Mariucci, 2010.

Wenger W., *Il fattore Einstein*, Alessio Roberti Editore, 2004.

文章和论文

Arend M. et al., Maximal inspiratory pressure is influenced by intensity of the warm-up protocol, *Respiratory Physiology* & Neurobiology, 2016 Aug; 230: 11−5.

Bailey S.J. et al., Inspiratory muscle training enhances pulmonary O2 uptake kinetics and high-intensity exercise tolerance in humans, s.l.: *Journal Applied Physiology*, 2010.

Bonn S.E. et al., Physical Activity and Survival among Men Diagnosed with Prostate Cancer, *Cancer Epidemiology, Biomarkers & Prevention*, 2015; 24: 57−64.

Brodin N. et al., Effects of Glossopharyngeal Insufflation in Ankylosing Spondylitis: A Pilot Study, *International Journal of Rheumatology*, 2014, Article

ID 594708.

Brown P.L., Inspiratory muscle training reduces blood lactate concentration during volitional hyperpnoea, s.l.: *European Journal Applied Physiology*, 2008.

Cust A.E., Amstrong B.K., Friedenreich C.M. et al., Physical activity and endometrial cancer risk: a review of the current evidence, biologic mechanism and the quality of physical activity assessment methods, *Cancer Causes & Control*, 2007; 18: 243−25.

Dominelli P.B. et al., Effect of carrying a weighted backpack on lung mechanics during treadmill walking in healthy men, *European Journal Applied Physiology*, 2012, 12: 2001−2012.

Drzał-Grabiec J., Snela S., Effect of High-Heeled Shoes on the Parameters of Body Posture, *Spine*, 38(20): 1785−1789.

Edwards A.M. et al., Concurrent inspiratory muscle and cardiovascular training differentially improves both perceptions of effort and 5000 m running performance compared with cardiovascular training alone, *British Journal of Sports Medicine*, 2008 Oct; 42(10): 823−7.

«Esercizi respiratori raccomandati ai pazienti BPCO - Broncopneumopatia Cronica Ostruttiva - per continuare il percorso riabilitativo a domicilio, A.C.O. San Filippo Neri, Presidio Ospedaliero Salus Infirmorum U.O.S.D.», in Broccoli A., Fonti M., Lanna B., *Riabilitazione Respiratoria*, 2009.

Faghy M.A, Brown P.I., Thoracic load carriage-induced respiratory muscle fatigue, *European Journal Applied Physiology*, 2014; 114:1085−1093.

Freidenreich C., Physical activity and risk of breast cancer, *European Journal of Cancer Prevention*, 2001; 10: 15−32a.

Izzotti A., Di Marco B., Physical activity and cancer prevention, *Med J Surgery Med*, 2005; 13: 15−24.

Je Y. et al., *International Journal of Cancer*, 2013; 133: 1905−1913.

Jones L.W. et al., *Cancer*, 2008; 113: 3430−3439.

Kevin Y., Lindsay A., Kaiwen K., Breathing control center neurons that promote arousal in mice, *Science*, 31 Mar 2017; 355(6332): 1411−1415.

Lahart I.M. et al., *Acta Oncologica*, 2015; 54: 635–654.

Lavin K.M. et al., Controlled-frequency breath swimming improves swimming performance and running economy, *Scandinavian Journal of Medicine & Science in Sports*, 2015; 25: 16–24.

«Linee Guida dell'esercizio fisico in oncologia», *Medicina dello Sport*, vol. 66, suppl. 1 al n. 2, Giugno 2013.

Mantovano D., Privitera L., «Sviluppo e validazione di un sistema di acquisizione di segnali ecografici RF per la misura dello spessore del muscolo diaframmatico», tesi di laurea di secondo livello in Ingegneria Biomedica, prof. Aliverti A., Politecnico di Milano, 2010.

McConnell A., Respiratory muscle training as an ergogenic aid, *Journal of Exercise Science & Fitness*, 2009; vol. 7, n. 2 (suppl.), s18–s27.

Migliaccio G.M., Maric M., Iodice V., «Energia della respirazione, l'allenamento per la performance», *Strenght & Conditioning*, Anno VI, N. 20, Aprile-giugno 2017, pp. 21–25.

Mickleborough T.D., et al., s.l.: Inspiratory flow resistive loading improves respiratory muscle function and endurance capacity in recreational runners: *Scandinavian Journal of Medicine & Science in Sports*, 2010.

Palak K., et al., The changes of heart rate variability in response to deep breathing in professional swimmers, *Folia Medica Cracoviensia*, 2013; 53(2): 43–52.

Park J. et al., *Nature Reviews Endocrinology*, 2014; 10:455–465.

Romer L.M., McConnell A.K., Specificity and reversibility of inspiratory muscle training, s.l.: *Medicine and Science in Sports and Exercise*, 2003.

Turner L.A. et al., Inspiratory muscle training lowers the oxygen cost of voluntary hyperpnea s.l.: *Journal of Applied Physiology*, 1985.

Van Diest L., Inhalation/Exhalation ratio modulates the effect of slow breathing on heart rate variability and relaxation, *Applied Psychophysiology and Biofeedback*, 2014 Dec; 39(3-4): 171–180.

Verloop J., Rookus M., Van der Kooy et al., Physical activity and breast cancer risk in women aged 20-54 years, *Journal of the National Cancer Institute*, 2000; 92(2): 128-135.

Vignale F., Apnea e tecniche respiratorie: un nuovo strumento per il nuoto, tesi di laurea in scienze e tecniche delle attività motorie preventive e adattate, prof. Del Bianco M., Università di Pavia.

Witt J.D. et al., Inspiratory muscle training attenuates the human respiratory muscle metaboreflex, s.l.: *Journal of Physiology*, 2007.

Weitkunat et al., Influence of high-heeled shoes on the sagittal balance of the spine and the whole body, *European Spine Journal*, 2016; 25: 3658-3665.

Wells G.D, The ventilatory response to sine wave variation in exercise loads and limb movement frequency, *Respiratory Physiology & Neurobiology*, 2007; 158(1): 45-50.

Wilson E.E. et al., Respiratory muscle specific warm-up and elite swimming performance, *British Journal of Sports Medicine*, 2014; 48: 789-791.

互联网

www.aipro.info

www.buteyko.it

www.focus.it

www.humanitasalute.it

www.latecadidattica.it

www.lescienze.it

www.neurosciencenews.com

www.sido.it

www.who.int

www.yogadellarisata.it

图书在版编目（CIP）数据

呼吸的力量 /（意）米凯·马里奇（Mike Maric）著；
谭澄澄译 . — 北京：中国友谊出版公司，2022.10
ISBN 978-7-5057-5517-8

Ⅰ.①呼… Ⅱ.①米… ②谭… Ⅲ.①呼吸疗法
Ⅳ.① R459.9

中国版本图书馆 CIP 数据核字（2022）第 110680 号

著作权合同登记号　图字：01-2022-6101

书名	呼吸的力量
作者	［意］米凯·马里奇
译者	谭澄澄
出版	中国友谊出版公司
发行	中国友谊出版公司
经销	新华书店
印刷	北京天宇万达印刷有限公司
规格	889×1194 毫米　32 开
	6.5 印张　151.2 千字
版次	2022 年 10 月第 1 版
印次	2022 年 10 月第 1 次印刷
书号	ISBN 978-7-5057-5517-8
定价	45.00 元
地址	北京市朝阳区西坝河南里 17 号楼
邮编	100028
电话	（010）64678009